|サイコ・クリティーク|
Psycho Critique 1

精神科医の本音トークがきける本

うつ病の拡散から
司法精神医学の課題まで

Kayama Rika
香山リカ
Okazaki Nobuo
岡崎伸郎

批評社

まえがき

　精神科医の友だちはいますか、ときかれると、いまどきの若者ではないが「ビミョー」と答えざるをえない。勤務してきた病院でも看護師さんとはすぐ仲良くなれるのだが、医者とはなぜか距離を置いてしまう。学会や研究会でいつも顔をあわせる精神科医と話し込むことはあるが、それ以外のときまで連絡しあって会うことはない。

　それはなぜなのか。精神科医はたとえ勤務医であっても、チーム医療ではなく〝個人商店〟の側面が大きい。アメリカ式診断基準などによる〝画一的な教育〟を受けて、同じ診断、同じ治療方針を立てられるところまでは共通でも、それ以上の個人的見解となると、まったく違うことがありうる。極端なことを言えば、私が「このケースで問題なのはまわりの環境」と思っても、同僚は「本人の人格の未熟さが原因だ」と考えているかもしれない。これが、患者さんの問題ではなくて社会的な事象に対する見解となると、水と油ほど違う、ということも十分ありうる。

おそらく私の場合、その見解の相違に直面するのが怖いので、あえて精神科医とは深い話をしないようにしてきたのだろう。自分に自信があるほうでもないので、「同じ仕事なのにまったく別の感性を持ち、別の考え方をする人」に出会ったら、それこそ〝人格否定〟されたように感じて一気に落ち込んでしまいそうだからだ。

とはいえ、精神科医を二〇年以上もやって来て、同じ分野で仕事をしてきた人とまったく腹を割って話したことがない、というのもさびしいな、と感じていた。岡崎伸郎先生との対談の話が出たのは、そんなときだった。岡崎先生なら、同世代だし音楽という共通の趣味もあるし、研究会で同じように精神病理学への関心があることもわかっているし、たとえ見解に相違があっても、私の意見を真っ向から否定することはないだろう。そんな甘い見通しとともに、私は「ぜひやりましょう！」とふたつ返事で受けることにした。

精神科医になってはじめて、同業者と何の遠慮もなく、話ができる……。自分のこと、精神科医業界のこと、精神科医療全般のこと、そして世の中のこと。話したいことは山ほどある。どこから話せばいいのだろう。つい口がすべってしまったり、感情が激高してしまったりしたら、どうしよう……。それに何より、これは個人的なおしゃべりでも私の癒しのための企画でもなく、読者に読んでもらうための対談なのだ。それを忘れないようにしなくては。

精神科医どうしの本音トーク、はたしてどう展開し、どこに着地するのか。そして、一般の人は〝内輪のおしゃべり〟以上の何を、そこから感じ取ってくれるのか。怖いような楽しみなような対話が、これから始まる。

二〇〇七年三月一六日

香山リカ

精神科医の本音トークがきける本
――うつ病の拡散から司法精神医学の課題まで

＊目次

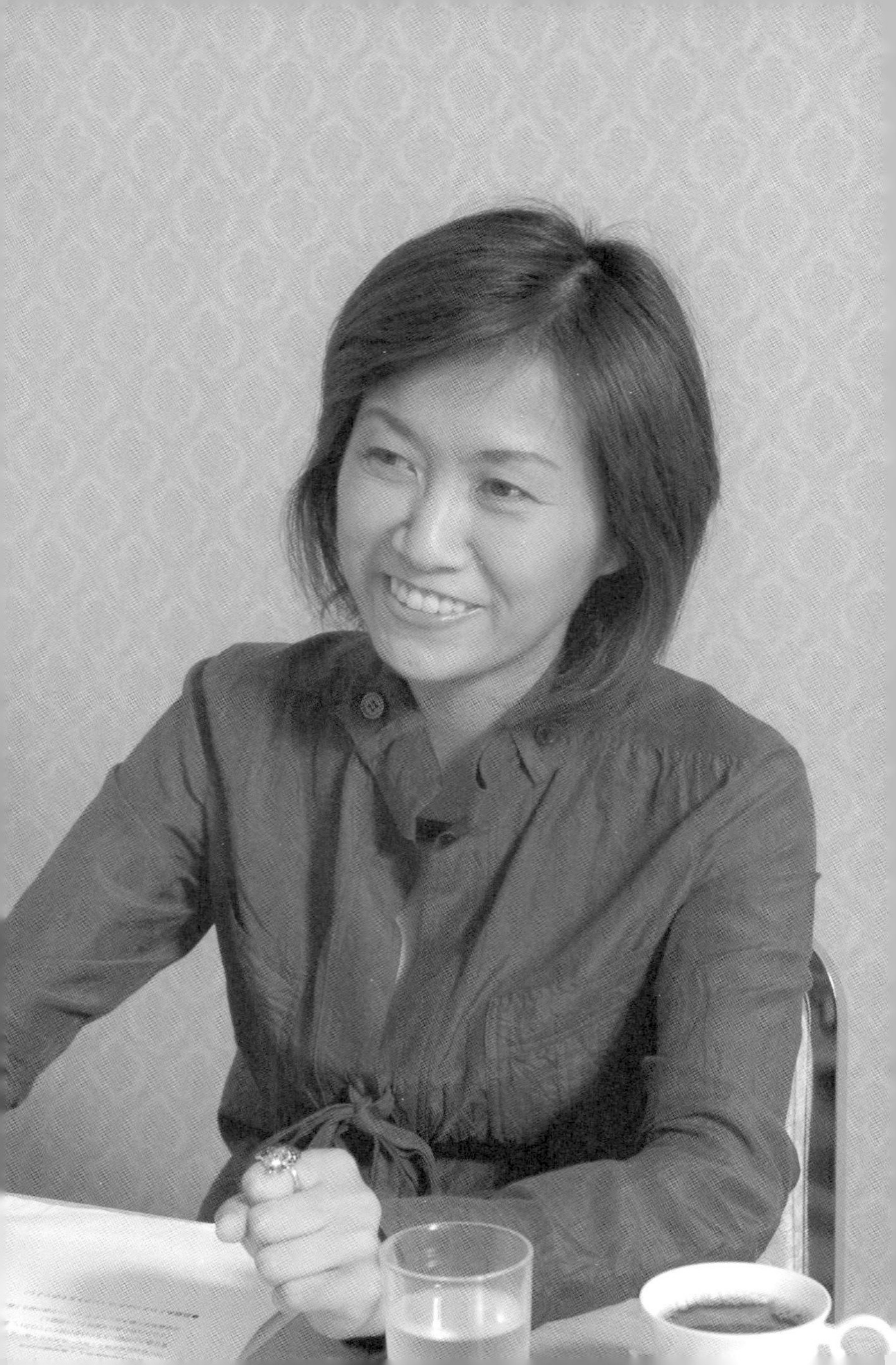

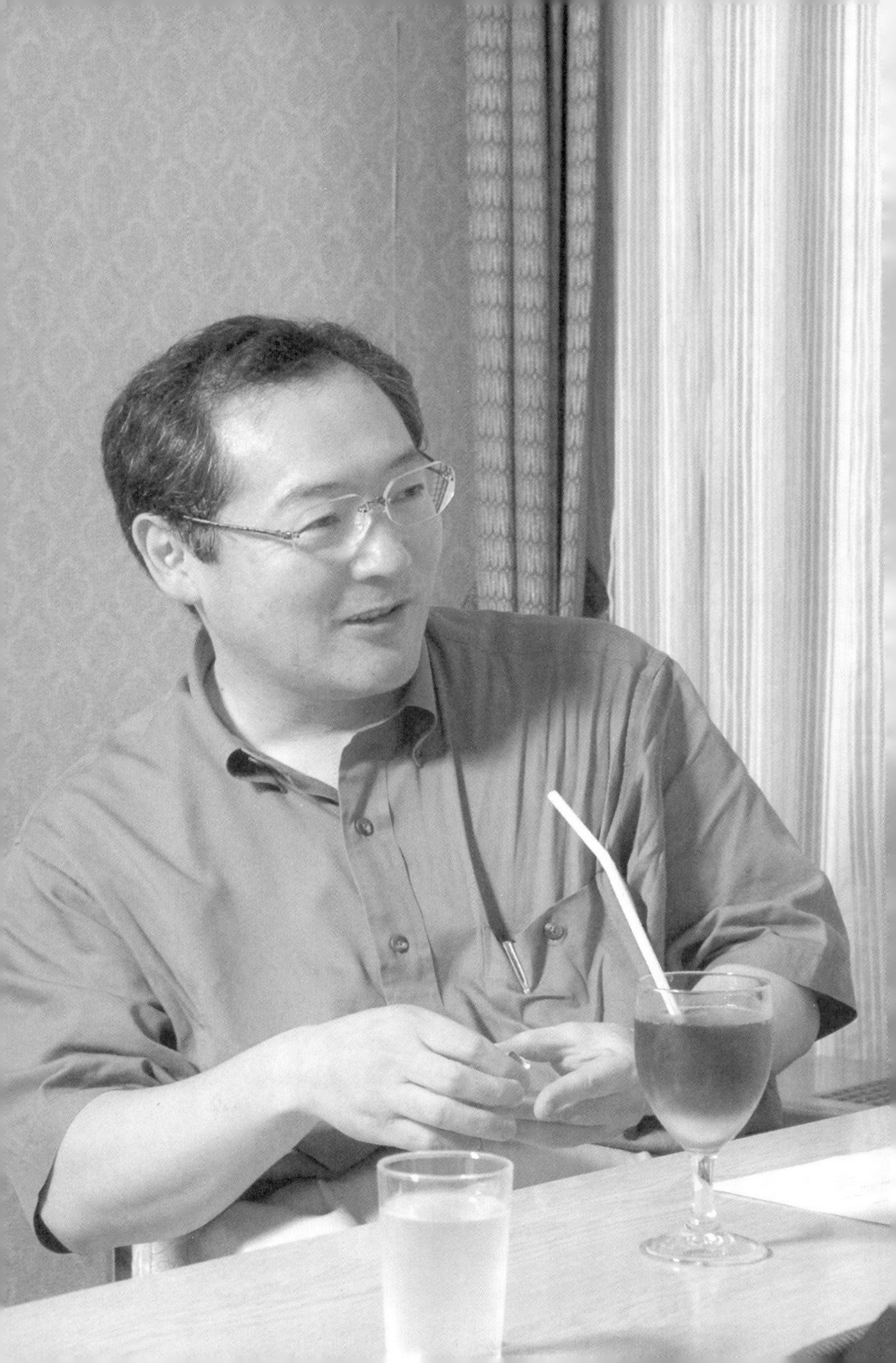

写真撮影
岐部淳一郎（ノトコード）

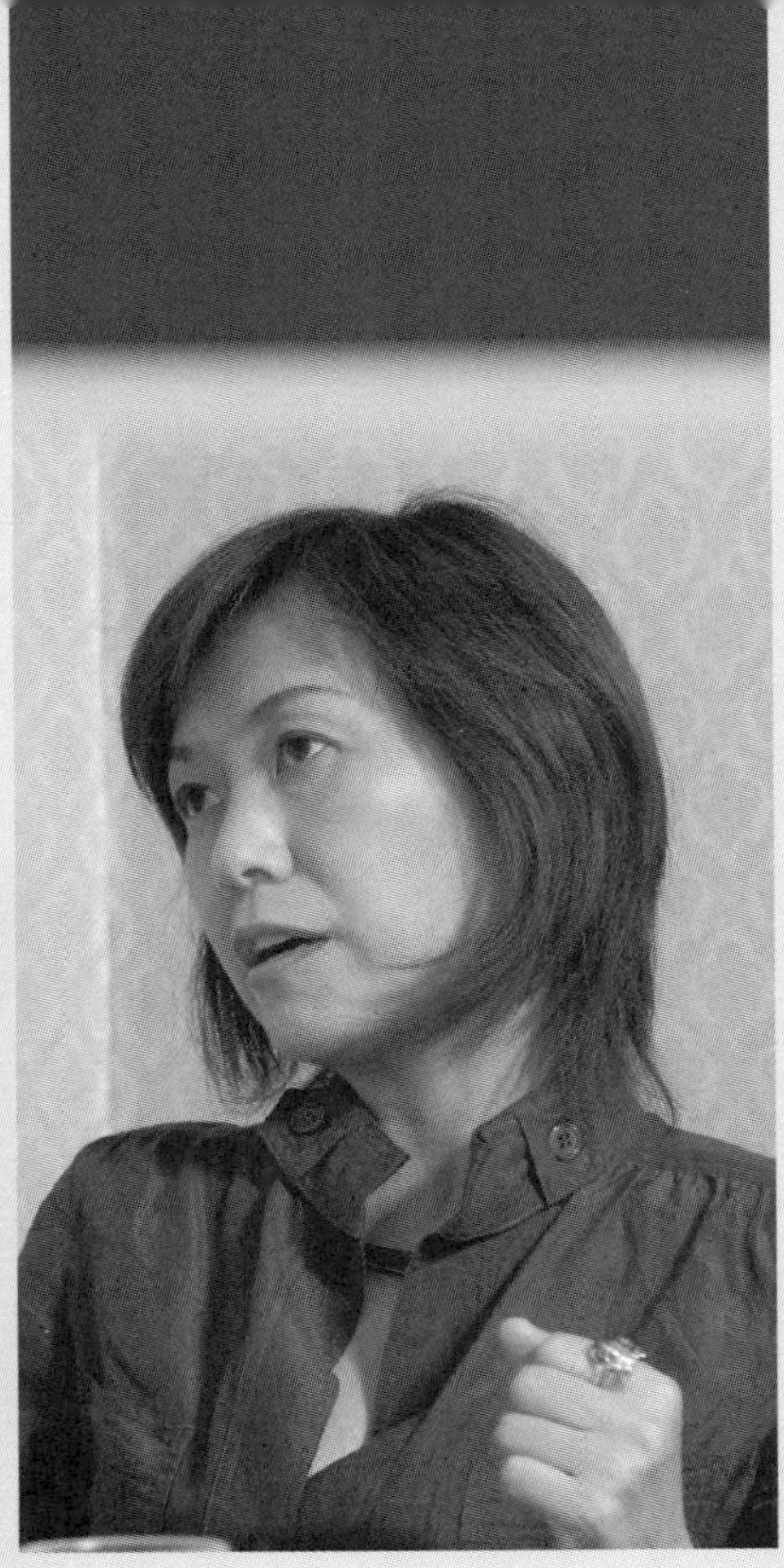

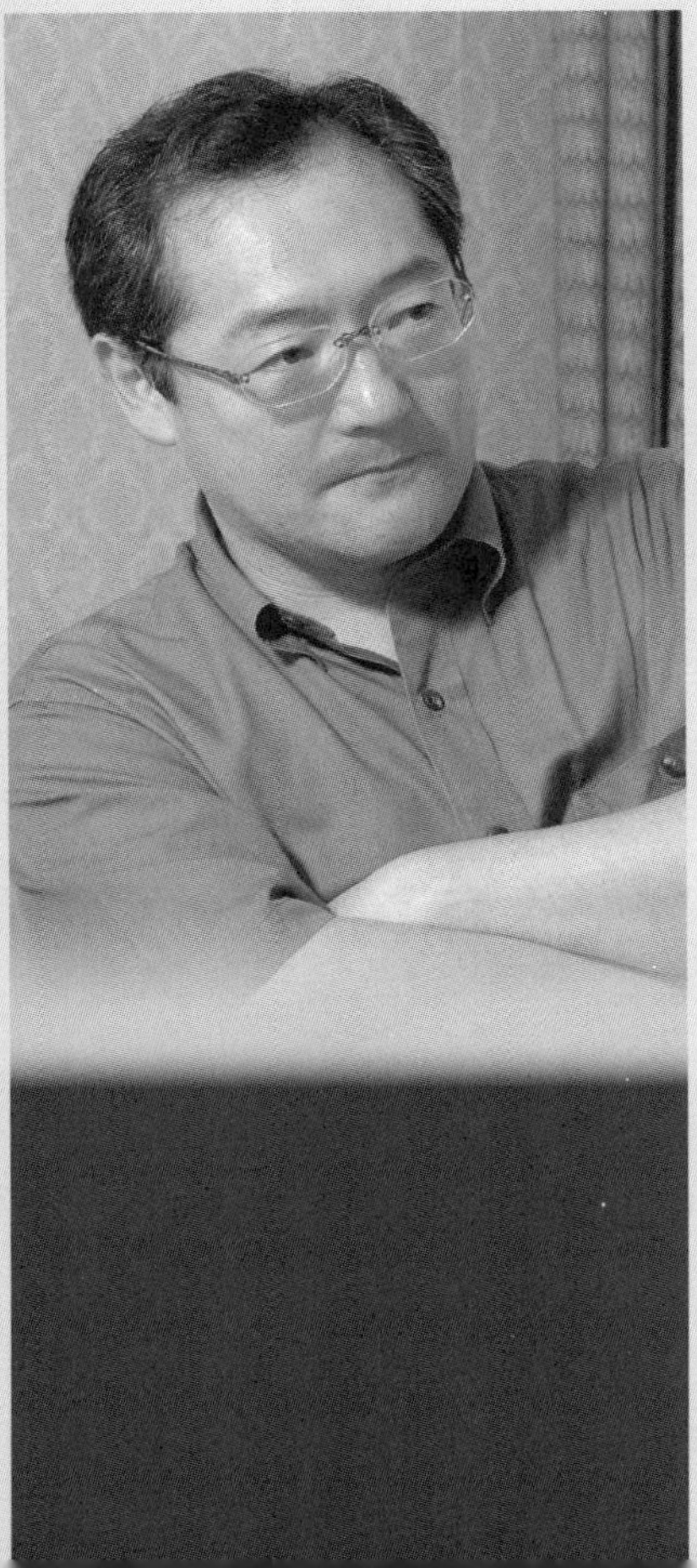

2006年7月26日(水)　午後2時～4時
学士会館本郷分館において収録

よりによって何で精神科医なんぞに

香山：のっけから質問で恐縮ですが、岡崎先生は精神科医になって何年になりますか。
岡崎：ええと……二〇年ですかね。
香山：ということは、私と同じなんですか。
岡崎：香山先生は私より二歳ばかりお若いですよ。私は一九五八年生まれ。ですけど〝人生いろいろ〟で、まあ紆余曲折もありますから……(笑)。
香山：私は、大学を卒業したのが八六年ですから……。
岡崎：私も医者になったのが八六年ですね。
香山：同じ年に医者になったわけですねえ……ちょうど今年で二〇年。
岡崎：二〇周年か、そうですね。じゃあお祝いをやらなきゃ。
香山：二〇年、精神科医稼業を続けてきたのが、めでたいのかどうかわかりませんが。それであくまで個人的な印象としてお聞きしたいのですが、精神科医になった当時と今とを比較してみて、精神科医療とか精神科医に対する世間一般のイメージが変わったな、という思いはありますか。

岡崎：かなり大きく変わったんじゃないかと思います。ここ二〇年は変わったと思いますね。その前の二〇年は自分で体験していないからはっきりは言えないけれど、先輩たちに聞いても、精神科医療に対する市民社会の受け入れられ方とか期待されるところとかも、随分変わったという人が多いですね。

香山：それは、精神科医療に対する世間の理解の仕方が変わったということですね。

岡崎：同時に、というかそれにつれて精神科医の側も随分変わってきたのではないですか。

香山：世間の側が変わったというのはどんなふうに？

岡崎：まず精神科医とか精神科医療に求めることの範囲が、全然違ってきているように思えます。

香山：いい方向に、ということですか。

岡崎：いいか悪いかは一概に言えないかもしれないけど、例えば昭和の時代ですと、家族の「ひきこもり」や「不登校」のことで、ダイレクトに精神科医に相談してみようっていう一般の方は、そんなにいなかったと思います。「ひきこもり」とかが現在ほど社会現象として認知されていなかったという事情を割り引いてもね。

香山：なるほど……たしかに、精神科医や精神科医療に対する理解の仕方や関心の範囲が広まったというか、そういう感じはしますね。私がよく覚えているのは、一九八四年にいわゆる「宇都宮病院事件」があって、あのとき今では考えられないくらい、マスメディアがこの事件を大きく取り上げたことです。

岡崎：そうそう……。

香山：当時は、「精神科医療イコール悪」みたいなイメージが、一般の人たちの間に結構根強く残っていましたね。

岡崎：香山さんは「精神科医になる」って言ったときに、ご両親に反対されたそうですね。

香山：そうなんです。母親に「もっと〝フツウ〟の医者になって」と言われました。その一〇年くらい前ですけども、「カッコーの巣の上で」（一九七五年、米）という映画がありましたが……。

岡崎：ジャック・ニコルソン主演ね。当時のアメリカの巨大精神病院における人間性抑圧構造を描いたやつ……今でも私は、地元の女子大で講義するときに学生たちに勧めていますよ。

香山：そう、それは当時、相当なインパクトがあったと思うんです。そんなこんなで、七〇年代から八〇年代にかけて、とにかく「精神科医療イコール悪」みたいな極端に偏ったイメージがあった。それで、私が卒業して精神科を選ぶときに、母親から「フツウになって」などという言われ方をされたり、友達からも「そんな恐ろしいことを、あんたがやるとは思わなかった」って言われたりしたのでしょう。とくにその人たちが偏見の固まり、ということではなく、それがスタンダードだったんです。

岡崎：なるほどねえ……精神科医療というのは悪というか、社会のダークな部分というイメージでしょうね。

香山：そうです。あまり大きな声で言えない、裏社会の仕事みたいなイメージがつきまとっていましたね。

岡崎：だから逆に精神科医を志す人というのは、裏社会というか、裏街道を歩むことにむしろ悦びやプライドを持つような人が多いような気がします。私自身もそういうところがあったと思うし、多分、香山さんもその手合いだと踏んでいるんだけど……。

香山：私の場合は、もうちょっと「精神科医にでもなるか」「精神科医にしかなれない」という〝でもしか精神科医〟ですが、広い意味では同じタイプですね。

岡崎：おかしくって内科とか外科とか〝フツーの〟医者になれるかって、ひねた意地みたいなものがありましたね。安部公房、北杜夫、加賀乙彦、加藤周一（医学部卒の文筆家の系譜。精神科医も多い）……そんな人たちを読んで憧れて精神科医になった口ですからね。

香山：そうですよね。精神科医はいわゆるマイノリティで……医学部の中でも科目を内科、外科などの「メジャー」とそれ以外の「マイナー」に分ける言い方が昔からあって、精神科はマイナーの方ですけども、その中でも特殊な科というイメージがありましたね。

岡崎：でも、偉大なるマイナーだぞっていう矜持みたいな感覚は、精神科医になろうとする医学生にもあったと思う。

香山：非常に屈折した、優越感と劣等感がない交ぜになったみたいな感じで、私もすごく印象的でした。そのことをちょっと文章に書いたことがあるんですが、医学部六年生のときに、今の国立精神・神経センター武蔵病院が、夏休みに学生の研修を募集していたので、興味本位で行ったのです。一週間か十日ぐらい、病棟内外の見学みたいな形でしたが、最後の日にソフトボール大会があったのです。

岡崎：入院患者さんたちのレクリエーションのソフトボール大会ね。

香山：それに参加しようとしたら、医局長の先生が、「先生(と実習の医学生に対しても呼びかけるのがこの業界の慣習)張り切っていますね。張り切るのは結構ですけど、怪我はしないでくださいね。ここには医者は一人もいないんですから」って言われたのですよ。まわりの医師たちも、みんな「ふふふ」と含んだように笑ってました。この一種独特の、何かひがんだような、皮肉っぽい物言いは、いったい何なんだろうと思った記憶があります。

岡崎：それは今でも僕らの仲間内でよく使うジョークで……精神科医だけのゴルフコンペでだれかが足を挫くと、「医者を呼べ！」とかってね(笑)。

香山：そこがね、その妙に歪んだ、何て言ったらいいのでしょうか、コンプレックスと裏腹に自分たちはひとあじ違うんだぞ、みたいに斜に構えた姿勢は、確かに昔も今もあったと思うんです。精神科医としての自分たちの過剰で特殊な自意識、ところがその一方で当時の世間には、大手を振って人様に言えない仕事というイメージがつきまとっていて、そういう雰囲気が一九八六年ぐらいまではとても強かったような気がします。そういう意味での世間からの風当たりみたいなのを感じたことはなかったですか。

岡崎：私は家庭からも世間からも、そうした風圧を感じたことはあまりなかったですね。自分が高校時代から医学生時代にかけて持っていた精神医学という世界のイメージは、医学の限られた世界だけじゃなくて、現代思想とか社会学とか文学芸術とか、もっと学際的に色々な知の領域に開かれていて……そういうバラ色の世界を幻想しちゃったのね。

香山：ああ、そっちのイメージが大きかったのですか。

岡崎：それこそ当時流行のポストモダン思想の一端を精神医学が引っ張っているんだという幻想があったんだね。

香山：なるほど、ハッピーな出発ですね。

岡崎：それでいよいよ精神科医になってから、いろんな精神科病院に行かせてもらって、当直したり、何十人の入院患者さんを一度に診させられたりしてみると、それは本当に聞くとやるとでは大違い、という実感がありました。

香山：そういうギャップは、私も入局（医師になりたての研修医が、大学病院のどこかの科に所属することーーそこの医者溜まりを「医局」という）したときに、医局長（助教授か講師クラスの医師がなることが多い）から「君たちは何か香り高いものを求めて精神科に来たかもしれないが、それは大きな間違いだ」と言われて実際戸惑ったことがあります。

岡崎：医局長にねえ……。

香山：ほかにも、「文学の香りなんかを求めてもらっちゃ困る」と言われたことがありましたね。

岡崎：香山さんは北大の精神科に入局したでしょう。僕は東北大の精神科に大体同じころに入局して、鬼軍曹みたいな立ち位置の先輩に「お前、何をやりたいんだ？」って聞かれるじゃないですか。それでうっかり「ビンスヴァンガー（Ludwig Binswanger：スイスの精神科医、現存在分析の創始者）に興味が……」とか言ったら、「古いな！」って一笑に付されたね（笑）。そういう青臭いところがあったんですよ。

社会の変化／精神科医療の変化

香山：それ以来、二〇年という時間が経ちました。先ほどこの二〇年で精神医学や精神科医療を取り巻く時代も環境も変わったというお話が出ましたけれども、世間が精神科医を見る目といいますか、見た目というのもやっぱり変わったのでしょうかね。

岡崎：そうでしょう。つまり精神医学や精神科医療の持つ〝二面性〟が、市民社会の側から以前よりハッキリ見えるようになってきたのだと思います。昔は謎めいたそれこそダークな領域で、よく見えなかったのがね。例えば、精神科医が開業するクリニックが、都市部を中心にこの二〇年でもの凄い勢いで増えましたね。そのことによって、一般の人が精神科を受診するということが日常的な出来事に近づきました。メンタルクリニックの隆盛が、精神科医療の敷居を下げたことは間違いありません。このように市民社会に開かれた精神科医療の世界があり、その一方では、相変わらず一般人にとって謎めいた存在のままの精神科病院に、患者さんが閉じこめられている。非人道的な処遇もまだ残っているらしい……そういうヤヌス的な性質みたいなものが、誤解や曲解も含めてですがだんだん露わになってきたのが、この二〇年だったと思います。

香山：私が二〇年前に医学部以外の友達に「精神科医になる」って言ったときには、本当にみんながみんな「そんな恐いところに行くのはやめろ」という感じの反応だったのが、今は若い人たちが精神科医の私に対して「カッコイイ」とか「私もなりたい」などと言うのです。かつて言われたひどい仕事とか、汚れた仕事のイメージから、カッコイイ憧れの仕事みたいに、実態を知っているかどうかは別にして、表面的なコマーシャリズム的な面でのイメージとしては一八〇度くらい変わったんじゃないかなって思うのです。

岡崎：社会のダークな部分だった精神科医療が、いきなり脚光を浴びて表舞台に引き出されたような、そんな感じですね。精神科医が主人公のドラマとか、以前はなかったもんな〜。なんとなく居心地が悪いけど……。

香山：そうですね。私自身、すごく違和感があります。日陰の部分を背後で担いながら、表では脚光を浴びる……本当はどっちも正確じゃないんだけどな、っていう感じなのですね。本音としては、ちょうどダークグレーからちょっとホワイト寄り、という感じなのに。昔は「悪に加担している」みたいに言われたときは、「そうじゃないんだ!」と声を大にして言いたかったし、「私はこんなに一生懸命やっている」みたいな話をしたり、「もっと昔は確かに悲惨な時代もあったけれども、今はそうじゃない」とか、一生懸命抵抗してきたんですけど、逆に今は、そうした歪みが表の世界に引きずり出されて、日の当たるところに晒されて、「メンタルヘルスは本当に重要ですね」みたいな感じで気安く言われると、そうなったらなったで天の邪鬼みたいな感じになって、「いや、そんな単純な問題ではないんです」とか言ってしまう。

岡崎：特に今の若い世代の精神科医は、非常に明快というか迷いがない人が多いような気がしますね。私は大学病院から離れて何年も経ちますから、最近の医学生と話す機会があまりないのでわからないですけれども、精神科志望の医学生で、脳科学をやりたいとか、遺伝子レベルで精神疾患を解明したいということをアッサリ言う人が多くなっているでしょ。

香山：そうみたいですね。

岡崎：昔は、精神分析を勉強して人間の心の襞《ひだ》を読み解きたいとか、自然科学で割り切れないところに魅力を感じたとかいう人が多かったのですが、最近の医学生は、例えばみすず書房の縦書きの精神医学の本を愛読するなんていう人は少数派になってしまったみたいですね。横書きで字数が少なくてフローチャートとかが多いマニュアル本ばっかりでね……。

香山：でも今の医学生や研修医がイザ直面する現実は、恐らく世間から見る精神科医志望の若者っていうイメージとはおそらく全然違うと思いますね。きっと現実はもっと泥臭くて厳しいですから。

岡崎：そうそう。

香山：先ほど先生は、精神科医の側も変わったっておっしゃってましたけど、それは精神医学が生物学的方向にシフトしたっていうことなのでしょうか。それとも精神科医の側のアイデンティティみたいなものが変わってきたということなのでしょうか。

岡崎：医学のいわば異端児だった精神医学も、応用科学としての医学の一分野としてきちんと認められたい、という悲願が昔から精神医学にはあったわけでしょう? それがテクノロジーの発達でいろんな道具や手段、例えば脳機能画像解析とか遺伝子解析とか、そんなのが使えるようになって、それで年来の夢が近づいたかに見える。だからそういう方向の精神医学が活況を呈しているというのはよく判りますね。全国の大学医学部が、精神医学講座とか精神科学教室という伝統的なセクション名を捨てて、神経機能医学とか脳神経病態制御学とか認知神経生物学とかいう脳科学的なセクション名に〝看板替え〟し始めているのが象徴的です。

それからまた別の次元の話ですけど、街なかでメンタルクリニックを開業する精神科医のポジティブなアイデンティティが固まり始めたということも一方ではあるかな。これは精神科医の業界だけに限ったことではないけれど、昔の医者の業界では、診療所開業という選択肢は一番最後だったようなところがあるじゃないですか。大学や研究機関に残って教授や研究者に、あるいは公的病院の管理職に、それが叶わなければ開業医に、というような。もちろん、そうでないモチベーションで優れた〝町医者〟になる道を志向した先生方も大勢おられるけれども、一般にはそういう構造があった。ところが最近では、僕らより若いくらいの世代の精神科医が、一通りの修行を終えるといち早く自らのアイデンティティを定めて、都会の駅前のビルの一室で開業する……。

香山：それはその方が実際に最前線で診療ができるからっていうことなのでしょうか。それとも単純に経済的な面や、組織に縛られない仕事の方がいいからってことなのかしら。

岡崎：両方でしょうね。ひとつには、病院勤務が割に合わなくなったということがあるでしょう。どんなに忙しくても、どんなに一生懸命病院という組織を支えても、給料は同じだというような。それともうひとつが、都市型のクリニックでは、旧来の精神科病院の中で診療しているだけでは診ることができない多種多様な患者さんが次々に訪れる。それは茫洋とした現代社会のほんの一面でしかないかもしれないけれども、精神科医としての自分の腕を発揮するうえでも、そっちの方が面白いと思えるわけでしょう。

香山：そのように純粋というか、本当にやりたいことがやれるとか、今の患者さんのニーズに合った仕事をできるということであれば、経済的な問題ではなくてということですね。もちろんその背景として、大学医局講座制度の崩壊が大きいのでしょうけれども。

岡崎：崩壊とまで行かなくとも、かなりアノミーに近い状況になりつつありますね。

香山：その辺りは、精神科医療の世界だけの問題じゃなくて、医学・医療界全体の問題もあるだろうし、さらに日本の社会というものが大きく変わってきたということもあると思います。精神科医療の変化の背景には、いろいろと大きな社会問題が横たわっているのでしょうから……。

岡崎：クリニック開業のブームに関して言えば、内科や外科のクリニック開業が増えるペースよりも、精神科のクリニックが増えるペースの方が何倍も早いんですね。しかも逆にそうした現象が、病院医療を支える精神科医の不足という事態を招いているのです。

香山：精神科医にとって病院勤務は、割に合わないとおっしゃっていましたけれども、逆に入院ベッドがないクリニックということは、入院の必要のある患者さんは診なくてもいいっていうことにもなりますね。

岡崎：そうなんです。だから、病院に残った精神科医と早々と開業した精神科医の仲は、同業者なのにともするとビミョーになっています。特に夜間・休日の救急医療の領域でこの問題が露呈します。君たちがさっさと辞めて開業したから、病院に残った我々がバーンアウトするくらい大変になったたっていう軋轢がありますね。

香山：最近、新人医師のカリキュラムに沿った二年間の初期研修が義務化されて、その状況下で、ある医科大学の先生が学生にどの科を志望したかを調査したら、精神科志望は増えても減ってもいないのです。

岡崎：そうみたいですね。

香山：その調査結果はいろいろな意味でとても刺激的でした。増加率が一番多いのは形成外科です。これは美容整形ですから、美容ねらいですね。交通事故でケガをした人の手足を治そうというのではなくね。二番目は皮膚科です。これもシワ取りとかの美容ねらいですね。三番目は麻酔科です。といってもこれはペインクリニック（痛みの緩和の専門医療）なんです。その三つが、伸び率が高い方の御三家です。逆に希望者が少ないのは脳外科です。

岡崎：以前は花形だったのにね。

香山：その次に少ないのが、昨今問題になっている産婦人科、小児科です。このデータをまとめた先生が、今の研修医は、医者ではあるけども人の生死にはできるだけ関わらず、仕事があまりきつくない科を選ぶ傾向があるっていうことを言っていました。

岡崎：ある程度予想がつきますね。

香山：でも、私みたいにあまりものごとを深刻に考えない人間でも「えっ、人の生き死にに関わらないで何で医者なの？」って思ってしまうのですけれども……。

岡崎：今、香山さんがおっしゃった「研修医に人気がある科」に共通するのは、生死に関わることが少ないということと、もうひとつ、一貫して個人プレーができる魅力があることじゃないかな。逆に病院という大組織の中で、組織人として日々のノルマを着実にこなさなければいけない科は、ある意味で個を滅却させなければいけませんから、どうも人気がない。心臓の大手術とか、〝神の手〟とか個人技が脚光を浴びがちだけど、実際には完全なチームプレーですからね。

香山：それは医療業界に限ってということじゃないかもしれませんね。

岡崎：そうそう。だからもっと深いところに要因があるのかもしれません。

香山：大学の体育会系の部活動でも、例えばバスケットボールみたいなチーム競技には人が集まらなくて、部が消滅したっていう話が結構ありますよね。その延長で、チームや組織で仕事をしたくないとか苦手だっていう若者が多いわけで、そうした問題と共通部分があるのかな。

でも、精神科医の志望者があまり変わらないでトントンというのは、実は変わってないのではなくて、すごく減っている層とすごく増えている層とがあって、ある層は減り、ある層は増えたみたいな感じかなと思います。先ほどのクリニック開業志向みたいに、神経症レベルの人を診たいっていうのと、美容整形外科とか皮膚科を開業したいっていうのと、割と似たようなグループの人たちがいて、それが同じ精神科医の中でも増えているジャンル。一方で減っているジャンルがあるから、トントンになっているのではという気がしますが、どうなのでしょうか。

岡崎：そうだと思いますよ。例えば、週に何回も当直をこなして、地域の精神科救急システムを支えていこう、あるいはリエゾン（liaison：精神科医が他科の医療スタッフと連携して、精神疾患と身体疾患の合併症などの診療にあたる精神医学の一領域）をやりたいと言って、他科と連携して合併症を一生懸命治療している人たちは、やっぱり組織人としての資質がある精神科医です。

香山：あるいは、ある種の自己犠牲的精神っていうか。もちろんやりがいもあるかもしれないけれども、自己犠牲的精神というのは強要ではあり得ないでしょう？

岡崎：そうそう。自己犠牲というのは、その組織の中の役割に自ら同化できるということですからね。強要されてはできないですね。

香山：そうですね。

岡崎：精神科医になる人でそういう資質を持った人は、もともと比率としては少ないかもしれないけれども、そういう人たちが精神科救急医療の現場とか総合病院の精神科に踏み留まっている気がします。

香山：私はそういうある意味で自己犠牲的にも見える医者たちの気持ちもわからないではないですが、あえて問うとするならば、そういう精神科医は、何のために、世のため人のためというよりも目の前の患者さんのためにという気持ちが強いのでしょうか。それとも自己満足ということなのでしょうか。

私はそうやって第一線でがんばっている精神科医の人たちを批判するつもりは何もないし、でも世のため人のためとか言っているけど、実は自己満足なんじゃないかなって、意地悪なことを思うことがあるのです。

岡崎：医者が患者さんのために献身することが、実は自分の欲望を満たすことでもあるっていうのは、まあ正当な理由というか、それこそ精神分析の自我防衛機制で言えば「合理化」というか、善悪の彼岸ですね。組織の中で組織と一体化して充実感を得るか、それとも、自分を頼ってきた患者さんが自分の技術で快復するという個人プレーに喜びを求めるか、それはどっちもアリではないでしょうか。

香山：なるほどね。でも組織の中にしろ、個人プレーにしろ、精神科医ってそういう意味で患者さんに感謝される喜びというのは、他科に比べて得にくいとは思いませんか。

岡崎：ホント、感謝されにくいですね(笑)。結果の善し悪しが分かりにくいしねえ。

香山：しばらく通院していた患者さんが、何かよくわからないうちに来なくなっちゃったりとか……役に立っているのか立ってないのか、よくわからなくなります。

岡崎：自分の技術でこの人は治ったとか確証をもって言えるケースには、なかなかお目にかかれないですよね。

香山：そうですね。医師よりもむしろ看護師の方がより治療的に患者さんに接して、実はそのお陰で快復したのじゃないかな、というケースもしばしばありますね。ですから、勉強すればするほど精神科医としてのスキルがどんどん身についていて、技術が向上していくという実感が得にくいところがあります。

岡崎：今どきの医学生たちは、そうしたことがもどかしいのでしょう。もっと早く白黒の結果が出ないと納得できないかもしれませんね。

香山：心療内科医として活躍している海原純子さんという方がいますね。写真家やシャンソン歌手もやっている先生で、最初は内科医だったのですが、それから心療内科医になっていて、女性のメンタルヘルス問題に取り組んでいる、華やかな感じの方です。

岡崎：よくテレビに出ている人ですか。

香山：そうです。で、その海原さんが、あるときまでは慈恵医大で講師をやりながら、自分でも開業していたのです。彼女の著書『こころの格差社会――ぬけがけと嫉妬の現代日本人――』によると、患者さんのために昼夜分かたず仕事をしてきたのに、彼女自身が体を壊して休診するようになったら、途端に患者さんは同情してくれずに怒り出したのだそうです。医者が診療を休むとは何事だとか言って抗議されたんですって。今まで私は一生懸命患者さんのためにと思って、寝る間も惜しんで診療してきたけれども、実は、私が思っていたほど患者さんは私のことは思ってくれないっていうことに気づいて、もうこれからは自分の好きなことをやった方がいいじゃないかと思った。それから、診療の日数はごく限定して、あとはシャンソンを歌ったり、旅に出たり、そういうように自分の人生を楽しむことにした、というのです。それを読んで、彼女はなんて率直な人なんだと思いました。私は、たとえそう思っても、「患者さんのために」という自己満足のためにそこまで割り切れない。

岡崎：なるほど。

香山：私が前に勤めていた精神科病院で、先輩医師が食道ガンで在職中に亡くなったことがありました。その先生は、今思うと自分の病気から目を背けたかったたっていう部分もあると思うのです。周りのスタッフが、入院して手術した方がいいと言っても、仕事をするって言って、本当にやせ衰えてもう仕事にも何にもならないのに毎日病院に出て来て、ご自分のガンについては治療を拒否し、最後は自宅で自然死のように亡くなりました。その先生は、病院という組織の医師としてはちょっと問題があったと思うのですが、とにかく外来に穴をあけたくない、というその気持ちは立派でした。

岡崎：昔流に言うと、殉職ですね。誰に強要されたわけでもなく、ご自身の流儀で、最後まで患者さんのために身も心も捧げたというわけですね。ところが患者さんたちの方が、その先生のことをどこまで知っていて、感謝していたかは別問題ということね。

香山：そうなんです。本当に亡くなる直前まで外来に出ていて、それから急に悪くなってしまったのですね。それで亡くなってから患者さんに、「実はあの先生は亡くなったので、外来診療は代わりに私がやります」って言うと、「ショックだ」とか「お気の毒に」とか言う患者さんは意外に少なくて、「えっ、じゃあ私はどうすればいいんですか！」「困るんですよ、突然、そんなこと言われても！」と怒られたりしました（笑）。

岡崎：その先生は精神科医だったの？

香山：そう、精神科医です。さらには、「先生が死んだことがショックで、私は調子が悪くなってしまった」と不調を先生の責任にする患者さんまで結構いました。「あの先生はあんなに私たちのために頑張ってくれたのだから、私も頑張ろう」などと感動的なことを言って快復する人はほとんどいなくて、「精神科医ってドラマチックでもないし、報われもしない仕事だな」とつくづく思ったことがありました。患者さんから感謝の言葉を期待しているわけではありませんが、そういう意味では、一生懸命やっても割に合わない仕事だなと思いましたね。

岡崎：ひょっとすると、数ある患者さんの中でも、長く付き合った統合失調症の慢性期の患者さんとかは、そういうことは言わないかもしれないね。

香山：そういえばそうですね。

岡崎：そういう一種割り切った感覚は、現代的な性質の患者さんに特有かもしれない。患者さんの側も医者の側もそういう現代的感覚であれば、そんなに齟齬《そご》が生じないのかな。

ところで香山さんの場合だと、やはり超有名ドクターだということで、有名な「香山リカ」に診てもらいたいっていう患者さんが押しかけて来るのではないですか。

〝有名ドクター〟の悩み

香山：私は、勤務している病院ではこれまでずっと「香山リカ」だということを隠してきました。
岡崎：ですけど、どうしたって患者さんの方が調べるでしょう?
香山：そういうことは多々ありますが、「香山さんでしょう?」とやって来る人に対しては、断れるかぎり断っています。せっかく医療を受けに来た人を拒否していいのか、と私にとっては実はずっとそのことは大きな悩みなのですけれども、とにかく今のところ断っているのです。どうしてかと言いますと、やはり最初から幻想を持って受診される方が多くなってしまうからなのです。私が精神科医としてやっている診療は、本当に一般精神科医療なのです。これなら近所のお医者さんと同じですよってよくよく説明します。そうなると、患者さんの方からすると失望の度合いが非常に強いのです。
岡崎：でしょうね……。

香山：それで、患者さんを失望させてしまうとお互いに傷つくので、最初から断っているのです。診察室に来て治療が始まってから「本当は先生のこと知ってます」とか言う人には、もう一度説明をして、私は本当にあなたがこれまでかかってきた医者と同じことしかできないし、薬もどんどん出すような医者ですよ、と話をします。それでもいいっていうことであれば、来てくださるのは構いませんから診察しますと言うようにしています。

岡崎：かなり遠方からも来てしまうのでしょう？

香山：実際にはないですよ。病院を教えてくださいという問い合わせが出版社に来たりすると、その時点でとにかく断ってもらっていますから。綺麗ごとを言って患者さんを失望させるのはよくないですし、それでも、私は女性ですから、これでもちょっと恋愛妄想的な幻想の対象になることもあるのです。

岡崎：なりやすいでしょうね～（笑）。

香山：患者さんによっては、私自身の身の危険を防がないといけないこともありますし、男性の患者さんの場合ですと、特別に私に診てもらいたいと言って来る方が多いのです。そういう患者さんのなかには、もう先生にすがるしかないとか、うちの子が他の医者なら嫌だけど先生にだったら診てもらいたいと言っているという場合もありますし、本当に切実なお手紙をいただく場合もあるのですね。

そういうときは、いつも迷うのですけれども、この人は診るけれどこの人は診ないということになってしまうと、それはまた問題ですし、今のところはごく事務的に一律に断れるものは断っています。

私のように学術的な世界ではない商業マスコミのようなところでも精神科医を名乗りながら仕事をしてきた先輩として、九大教授兼ミュージシャンの北山修さんがいますね。特に北山修さんの場合は、芸能的なイメージのある音楽というジャンルですから、もう一〇年ぐらい前になりますが、北山さんに一度「先生は、どうしているのですか」と相談してみたことがあるのです。

岡崎：それは興味深いですね。

香山：そうしたら北山さんは、そういう患者さんは必ず一度は診る、とおっしゃってました。そのとき言われたのは、自分が信頼できる医療チームをつくること。他の精神科医とか看護師や臨床心理士とチームをつくって、初診は自分が診るけれど、その後は「自分が信頼をしているこの人に診てもらってください」と言って振り分けるのですって。自分一人で抱えて診察しないで、チームに振り分けるようにしなさい、とアドバイスをいただきました。

岡崎：なるほど。取りあえず導入の役目を担って、あとはチームに振り分けて治療を継続していくわけですね。

香山：でもそれは、北山修さんという人間的にも成熟した大人で、そういうチームをコーディネートできる方だからこそできるのではないかと思います。

私のように、ちょっとオタク体質な感じで、それこそひとりでやっている方が性に合っていて、そういう組織づくりみたいなものや対人関係がそもそも苦手というタイプには、なかなか難しいのです。私がやっている商業的なマスコミ活動も普通の医者としての仕事も両方理解してくれるような、そんないい仲間を何人もいつも抱えておくなんていう懐の深いことは、私には全然できないのです。先生のお話を伺っていて、あれは北山さんだからこそできているんじゃないかなと改めて思ったのですけれども。

岡崎：確かに、すべて診るか、すべて窓口でお断りするか、のふたつしかないのでしょうけれども、実際の現場ではそうはいかなくて、折衷的なスタイルでやらざるを得ない……。

香山：それと対照的に、病院で診察するケースのほとんどは、たまたま患者さんがその病院の外来に来て、何人かの医者のうちたまたま私がその日の外来を担当して、という、そういう偶然の重なりで最初の診察が始まるわけですね。で、その後の医者と患者との付き合いの中で、「先生ってもしかしてテレビに出ているあの人なのですか」と言って、そこで気が付く人も出てくる。そういうふうに治療関係ができてからですと、「いやあ、バレちゃったか、実はそうなんですよ」みたいな感じで話せます（笑）。「でもあれはあれで、こっちはこっちでやっていますから、気にしないでもらえますか」とか言うと、「ああ、わかりました、雰囲気違うものね」といった感じで、それ以降の治療関係が変になったことはあんまりないのです。

岡崎：なるほどなあ……「香山リカ」の患者になろうと初めから思って来る人は、一種の高揚感みたいなものがあるでしょう。ですから初診時に患者さんとの普通の治療関係を築きにくいということがあるのでしょうね。

香山：ですから、そこをハンドリングして乗り切らないといけないと思っています。それこそ子どもが他の医者は嫌だけども先生だったらかかってもいいと言ってくれるような方で、ここで断ってしまったらもう治療の糸口がなくなってしまうようなケースは、本当は私にうまくハンドリングできる度量なりスキルがあれば、「はい、いらっしゃい」みたいな感じでやれたらいいのだろうなとは思います。でも、私にはちょっとできないのですね……。

岡崎：根が誠実なだけにね。

香山：誠実なのかどうか自分でもよくわからないのです。だから、もう……。

岡崎：皮肉でなく本来の意味で誠実なのだと思いますよ。

香山：北山修さんにうかがった別の話ですが、北山さんは私よりもずっと前の時代に、しかも音楽という芸能にさらに近いジャンルでの活躍でしたから、精神科医の同業者から心ない扱いを受けたこともあったようですよ。例えば、ザ・フォーク・クルセダーズ（一世を風靡した北山修主宰のフォークバンド）の歌が幻聴で聞こえる、という患者さんがある精神科医のところに行ったら、「じゃあ、君は北山先生のところに行けばいいんだよ」なんて言われて北山さんのところに送り込まれたりしたそうです。「僕はどうしたわけか、そういう目にも遭ってきましたよ」と言って、愉快そうに話されていましたけれども。

でも、北山修さんは、あるときから一切商業的な仕事は辞めて、二〇年くらい前でしたか、九州大学の教授になってからは学術的な仕事、特にウィニコット（Winnicott：イギリスの精神分析医、児童心理学の大家）の紹介以外は、エッセイもほとんど書かなくなってしまいましたね。今年（二〇〇六年）は還暦だそうですが、ここ一〜二年はもう解禁にしたらしくて、再び、ザ・フォーク・クルセダーズでコンサートをするといった話にもなっています。

岡崎：年に一回か二回ぐらいやっておられるようですね。

香山：とはいえ、テレビで中継を見ていると、絶対にご自分の顔はアップにならないよう、気をつけておられますよね。最近は対談集やエッセイ集、ラジオ番組といったような、いわゆるジャーナリスティックな活動も再開されたのですが、それまでの長いあいだ、非常にストイックに学術研究と教育、診療に専念してこられましたよね。

岡崎：多分、定年まであと数年ということになったのが大きいと思いますね。このぐらいの歳とキャリアになったのだから、芸能活動を解禁しても精神科医としてのオフィシャルなたたずまいに影響させないぞと、間を見切ったのではないでしょうか。

香山：そうかもしれません。還暦のパーティーをご自分で主催されて、私も出席させていただきました。芸能界の知り合いの山本コウタローさんから、同業の精神科医や大学教授のお偉方、出版関係の方、などなど、本当にジャンルにこだわりなくオープンに様々な職種の方が来ていました。あるいは遊び仲間、カヌーの仲間といった一般の友達もいました。本当に大物になると、何かもう超然として、「教授とミュージシャンの同席はまずいか」といったせこいことは考えなくなるんですよね。

私はというと、こんなに人間関係が狭いのに人付き合いを区分していて、精神科医の知り合いとか、学生時代の友達とか、香山リカというペンネームで知り合った編集者とかですね、私なりにお互いがこんがらがらないように、セパレートしてね、うまく使い分けて、それぞれに違う顔を見せたりして、と姑息なことをしているのですが、北山修さんはもう誰にどう見られてもいいんだ、という感じで、異業種の人をごちゃ混ぜにして「さあ皆さん、あとは自分たちで好きなようにどうぞ」、本当に凄いなと思いました。

岡崎：今年（二〇〇六年）の春に福岡で行われた日本精神神経学会で、北山先生の講演を久しぶりに聞いたんですけどね。

香山：そうなんですか。

岡崎：多分、北山先生としても、精神科医ばかりの集団を相手に講演するのは久しぶりなんじゃないかなと思いましたけれども、「今日は歌いませんから」みたいな小ネタから始めてました（笑）。その講演がとても興味深くて、フロイトのカルテの翻訳を今、一生懸命やっているという話でね。ご存じのようにフロイトは、ほとんどの症例記録を処分しちゃっていて、そのことがアンチ・フロイトの陣営から「検証不能な理論だ」ということで批判にもなっているわけですが、唯一の例外みたいに、ラットマン（鼠男）症例のカルテが残っているんですって。偶然なのかフロイトが意図的に残したのか、それはわからないけれども……。

香山：私も聴いてみたかったです。

岡崎：で、そのカルテ原本をドイツ文学者たちと一緒に翻訳中だと。非常に面白いと言っていました。ふるってるのは、そのカルテの中で、フロイト自身が固有名詞の「書き間違い」をしていて、そこはもうそれこそ精神分析的に解釈したくなる、とかいうことでしたね。

香山：いわゆる〝失錯行為〟みたいな感じですか。

岡崎：そうそう。そんな貴重なネタを喋ってましたよ。もう少しで出版できると言ってました（『ねずみ男精神分析の記録』北山修監訳、人文書院刊）。

香山：北山修さんは、商業マスコミの中でも活躍できる精神科医ということでしたが、メンタルヘルスの普及啓発活動みたいなことはしなかったですね。それはそれっていうことで徹底していたように思います。

岡崎：しっかり使い分けしていたわけですね。

香山：それで今、ここにいたって還暦を迎えて……。

岡崎：いわば二足の草鞋《わらじ》を履き直すようになったのですね。

香山：そうですね。うらやましい。

岡崎：北山先生と香山さんが違うのは、香山さんは正確に言うと二足の草鞋《わらじ》というやり方ではないじゃないですか。先ほどから話題になっている精神科医療の泥臭い部分も自分のこととして引き受けながら、メディアにも乗っかってその部分も含めて市民社会に対していろいろ説明をしなくてはいけないという気持ちが強いでしょう？

香山：そうですね。ですから私のような存在は、何て言ったらいいのでしょうか。私が排斥されたり、抹消されたりせずに、何とか自分なりにやってこれたのは、それこそさっき言ったように、自分の中でもちょっとどうしていいかわからない部分もありながら、何とか続けているということが、恐らくこの二〇年の変化そのものっていうことかもしれないのです。

岡崎：なるほどね……わかる気がします。

こころの病は変わったのか？

香山：精神科医療というものが世間からどう受けとめられているのか、精神科医自身の意識がどう変わってきたかということを話してきたのですが、私が一般の雑誌などの取材でよく聞かれるのは、「最近増えているこころの病気は何ですか」っていうことと、「こころの病気は数年前と今ではどう変わりましたか」っていうことです。

私は、「そんなに変わらないですよ」とか、「病気ってそんなに毎年変わるものじゃないですから」と、必要以上にムキになってずっと言ってきたのです。

岡崎：記者としては、「変わりました！」っていう答えを引き出したくて、香山リカに取材したわけだよね（笑）。

香山：そうなんですけど、だから逆に質問者の意図が透けて見えるので、私も子どもっぽく反発しちゃっているような感じになってしまうのですね。

岡崎：躍起になって「変わりません」って言ってる感じね。わかります。
香山：内因性と外因性があってみたいな感じになって「その構造は基本的には変わらないですよ」って言うのですけれども。
岡崎：表層の変わる部分と、深層の変わらない部分とがある、という説明はしないのですか？
それは少し難しいから、次の段階ぐらいに使うのですか？
香山：もちろん、ちょっと冷静になれれば、そういう説明はしています。でも、いかにも自信に満ちた言い方で「絶対変わってますよね！」とか言われると、さっき言ったような対応になりがちなのです。「うつ病」のことで言いますと、やはり時代と共にうつ病も変わっているのじゃないかな、という思いと、いや根本は変わっていない、という思いが交錯するのです。自分自身でも「そんなにも簡単に変わるものじゃないですよ」と言いながらも、やはり何かがここ一〇年ぐらいの間に変わってきているのかなっていう気もするのです。
岡崎：そうですね。現代人のメンタリティが一昔前とこれほど違ってきたのだから、そのメンタリティの上に乗っかってくるこころの病気の方も、どこかしら変わらないではいられない、と考えるのが自然です。
香山：うつ病でもそうですけれども、人格障害と言われている領域もそうかもしれませんし、統合失調症だともうちょっと時代に左右されないようにも思いますが、とにかくいろんなこころの病気で、以前と違う感じがしています。でもそれは定点観測ではなくて、私自身も歳をとったり経験を重ねたりして変化しているわけですから、はっきりとはわからないのですけども。岡崎先生は、この二〇年で精神疾患の側が変わりましたかって聞かれたら、何て答えますか。

岡崎：変わる部分と変わらない部分とがある、それが精神疾患の構造なんだと言うしかないですね。

香山：昔も今もそういうことですよね。

岡崎：多少面倒くさい感じがしますが、そういう説明をしなければいけないと思うのですけれども。

香山：例えば、この一〇年、二〇年という時代の流れのなかで、精神疾患の在りようがどのように変わったのか、あるいは変わらない部分があるとすればそれはどのような部分か、と聞かれたらどうでしょうか。いつの時代でも、その五〇年前や一〇〇年前と比べても変わる部分と変わらない部分があるわけでしょう。

岡崎：いつの時代にも存在する病気でも、時代によってその表現形態が変わるということは十分にあるわけです。例えば、さっき比較的時代に左右されにくい病気ということで名前があがった統合失調症の場合ですと、一〇〇年前も今も、統合失調症自体は存在していて、しかもその病気の本質はそんなに変わらないはずなのです。近年、統合失調症の症状の軽症化と言われていますが、軽症化したところで、病気の本質的部分が時代状況によって大きく変わったわけではないと思います。

香山：そうですね。

岡崎：ただし、病気の表現形態、具体的には症状の出方とか性質となると、これはかなり時代状況の変化を被るのだと思います。そういう実証的研究もたくさんありますよね。

香山：表現が変わるということは、その時代、その時代の流れと結びついた表現になっているということであって、別にその変化の度合いやスピードが、この一〇年だから激しくドラスティックに変わったということではないということですか。

岡崎：問題なのは、統合失調症のようにコアな部分があまり変わらないらしい病気もありますが、逆に時代の変化をモロに受けて変わりやすい病気もありますね。多分、うつ病という領域なんかもそういうことで、変わらないうつ病の部分に、時代と共に変わるうつ病がたくさんくっついて、いわばインフレーションを起こしているのだろうと思うのですけれども。

香山：なるほど。そのことと、例えば今から六〇年前から四〇年前までの二〇年間の変化と、私たちが精神科医になった二〇年前から現在までの二〇年間の変化というのは、背景の時代が違うから変化も感じ方も違うというだけじゃなくて、この二〇年間の方がよりドラスティックに変わったということはあるのでしょうか。それとも変わり方が違うというだけであって、近代以降という本質的な時代背景は何も変わっていない、ということなのでしょうか。

岡崎：ああ、スピードの変化の問題、当然ありますよね。何しろ精神疾患以外の世の中全般のコトやモノの変わり方のスピードが、一〇年前と五〇年前とではもの凄い違いがありますからね。それに合わせて精神疾患の領域も、変わるスピードがどんどん速くなっているということは言えるでしょうね。

香山：そうですよね。

岡崎：僕らが精神科医になったころに、摂食障害や、ボーダーライン・パーソナリティー障害（境界性人格障害）が大きくクローズアップされ始めましたよね。実はその一〇年以上前からアメリカでは問題になっていたのが、一〇年かけて太平洋を渡ってきたっていうことだけども。摂食障害でいうと、カーペンターズの妹さんのカレン・カーペンター（一九五〇〜一九八三）が摂食障害とやらで死んじゃったらしいぞとかいう話が珍しげに語られて……。

香山：そうでしたね。

岡崎：一般の日本人にとってだけでなく、日本の精神科医にとっても、八〇年代前半くらいまでは摂食障害というとまだ珍しい話だったわけですよね。それがその後の一〇年でもの凄く一般的になって、つまり昔であれば、五〇年、一〇〇年単位でしか起きなかったような変化が、それこそ五年、一〇年で起きてしまう。しかも、摂食障害の臨床にしても境界性人格障害の臨床にしても、すでに一番脚光を浴びた時期は過ぎたような状態になっているでしょう？　精神科医の側の関心の持ち方もだいぶ冷静になってきたというか、それなりの対処法を身につけたというか。

香山：私が北大の精神科に入局したときは、八六年だったのですけど、当時の主任教授の山下格先生は、人格障害という概念は認めないという立場だったのです。ですから、そういう診断はつけてはいけない、という雰囲気がありました。その反動、とばかりに個人で参加した精神病理学会や病跡学会では、人格障害の話ばかりしてましたが。

岡崎：私たちの先輩世代の日本の精神科医には、人格障害という概念を安易に使ったり、あるいは人格の評価を簡単に口にする精神科医は本物じゃないという縛りみたいなものがあったわけですね。クルト・シュナイダー（Kurt Schneider：ドイツの精神医学者、ハイデルベルグ大学総長も務めた精神医学の重鎮）の「精神病質」概念が日本でも徹底的に批判されたわけですし。
香山：今思っても、私はそういう縛りというところまでは余り感じなかったのですが、山下格先生の主張を思い出すと、実は逆にもの凄く新しい感性だったのではないかと思います。山下先生は、サリンジャーの『ライ麦畑でつかまえて』の主人公を例にして、ボーダーラインとしていわれている心性は青年にとって当たり前なんだよ、一般心性だよ、という言い方をしていました。だからもしかしたらね、ボーダーラインに自分自身もひそかに共感を感じていたのではないか、と思うのです。
岡崎：山下先生は当時のDSM-Ⅲ（アメリカ精神医学会の策定した精神疾患の診断マニュアルの第Ⅲ改訂版。クライテリアのうちいくつが何カ月以上存在すれば○○病、という操作的手順を特徴とする。現在は第Ⅳ改訂版が世界的に普及）の中のボーダーライン・パーソナリティ障害の概念を意識的に批判するために、サリンジャーの描く性格描写は正常心理の範囲ですよ、という主張をしたのかな。部外者からはそう見えるけど……。
香山：それもあるけど、それだけじゃなく、山下先生ご自身も対人恐怖的な傾向がある、ということも語られていました。古澤平作先生（こざわ・へいさく：元東北大学助教授。フロイトに師事し、戦中戦後を通じて多くの精神分析医を育てた。日本精神分析学会初代会長）に教育分析という名目の本格的精神分析を受けたこともあったようです。

岡崎：そうなんですか。

香山：山下先生は、ちょっと失礼な言い方になるかもしれませんが、精神分析に対して「好きだけど嫌い」といったお考えを持っていたのでは、と思いますね。私は入局当初、将来は精神分析を勉強したいと思っていたんですけど、山下先生は「勉強するのはけっこうです」と言いながらも、積極的には勧めてくれませんでした。北大で研修が終わった後に「ちょっと他の大学に行って精神病理や分析を勉強してきたい」と申し出たときも、「まだ早いのでは」と止められました（笑）。まあ、新兵がひとり減ると困る、といった現実的な理由もあったかもしれませんが。なにしろ北大は、広大な北海道の全域の病院に医師を派遣しなければならないわけですからね。

岡崎：それはある意味で、国立大学の精神科教授の一般的なスタンスでもあったのではないでしょうかね。

香山：でも、私には山下先生が私の〝出奔〟を止めたときに、「とりわけ精神分析はやめておきなさい」というニュアンスをちょっと感じました。もし、「遺伝子工学を勉強したい」と言ったら止められなかったかもしれません。考えすぎかもしれませんが。

岡崎：ふ〜ん……東北大の精神科は昔々、精神分析のメッカだったんですよ。帝大時代の初代教授が、日本で初めて精神分析を大学で講義した丸井清泰でしたし、古澤平作が助教授でしたしね。けれども、僕が入局した頃には、もう分析のブの字もなかったね。貴重な文献だけは図書室にいっぱいあったけど。

香山：東北大はそうでしたか。

岡崎：どうしても精神分析をやりたいのなら、ここで精神科医としてのある程度の修行をしたら、あとは好きにやりなさいという感じでしたね。

香山：なるほどね。私はそんなわけで、早くからひとりでふらふらと日本精神病理学会にも行っていましたし、ラカンなどの小さな研究会にも行っていましたから、そういう関係の人たちとそれとなく付き合っていましたね。

岡崎：あの当時の精神病理学会は、演題の三つに一つぐらいがボーダーライン関連でしたね。

香山：そうなのです。それで私もそういう症例報告を発表しようとすると、それは医局行事と重なるとかで、何か行ってはいけないみたいな雰囲気があったのです。

岡崎：ふ〜ん……東北大の方は、精神病理も精神分析もすでにメインストリームではないから、興味のある人は勝手に独学したらという感じで、特に誰も止めることもなかったかな。私は一応、統合失調症の精神病理学をやりたかったのです。で、当時、綺羅星の如き統合失調症の精神病理研究者が揃っていた精神病理学会に行ってみると、演題の三つに一つがボーダーライン関連、それから三つに一つがラカン派の精神分析関連でしたね。毒気に当てられたみたいで（笑）。しかもその三分の一づつがまた重なっているという感じで。ところがその後一〇年ぐらいの間に、学会発表ネタとしてはキレイに消えていったよね（笑）。

香山：そうですね。ボーダーラインとか摂食障害とかは、確かに時代のあだ花的な部分がありますから、ある時期に非常に注目されたり、そのあと潮が引くみたいになったりとかいろいろあるのかもしれないですけれども。

岡崎：ボーダーラインに関して言えば、精神科医の側が基本的な対処方法についてそこそこわかってきたということはあるでしょう。

香山：それはそうでしょうね。

岡崎：私たちが入局した頃は、ボーダーラインの人がリストカットすると、慌てて入院させて、病棟の中でも治療構造をかき回されて大変だったりね。よくも悪くも注目の的でした。

香山：そうですね、私も二〇代の青春時代は、ほとんどそういう知人のお世話で費やされたっていう気持ちがあります。そのあたりの問題は、「うつ」の話をする中で煮詰めたいと思うのですが、うつ病が変わったのかどうかと言う場合に、今言ったような時代のあだ花的な、病気の概念として確立しているのかどうかも議論があるような領域と、コアな「うつ病」と言われている部分との境界問題があるのですね。

岡崎：そうそう。精神医学の業界は、そのあたりの問題についてちゃんと説明責任を果たせていないと思います。

香山：そうですね。

うつ病／解離／離人症……

岡崎：僕らが使っていた精神科の教科書は、今で言う統合失調症ですと生涯有病率（一生の間にその病気になる可能性）が約一パーセント、躁うつ病がそれよりも若干少ないぐらいとか書いてあって、躁うつ病にうつ病を含めれば少し多くなるけども、それでも何パーセントくらいとか書いてあります。ところがうつ病は、今とんでもないことになっているわけでね……。

香山：うつ病は一三パーセントですね。七〜八人に一人という割合です。

岡崎：七〜八人に一人というのは、もはや医学的概念による説明を超える数字です。風邪とかを別にしたら、一生のうち七〜八人に一人がなる病気というのは、果たして病気と言えるのかどうかという問題が出てくる。

香山：そうですよね。その辺の問題ですけど、ボーダーラインとか摂食障害とか、現代的な概念が出てくると、私も若い頃は、この人もあの人もそういう診断名を付けたくなってしまって、類型化したように思えてしまうのです。それが一段落してくる、というか、北大精神科というところは、「うつ」という概念を広く見るところでしたから、摂食障害とかもすべて「うつ」という広い括りで診断するようなところがあったのです。単一精神病論（統合失調症やうつ病、躁うつ病も、単一の精神病の表現や経過の違いであるという学説）というわけではなくて、統合失調症も別にあるのですが、とにかく「うつ病」という診断が多かった。

岡崎：なるほど。一時的にサイコティックな病像（幻覚や妄想などの異常精神現象が活発な状態）があっても、「うつ病」の括りで診断したのですね。

香山：それとあとは非定型精神病（統合失調症と躁うつ病の特徴を併せもった精神疾患の一タイプ）という診断を結構使いましたね。

岡崎：非定型精神病と言っても、統合失調症寄りではなくて、気分障害寄りのものという風に見るのかな。

香山：そうですね。そういったちょっとアティピッシュ（非定型的）なケースは、結構、北大では非定型精神病と診断することは多かったですね。

岡崎：それは日本の大学の中では、むしろ国際的な潮流に近かったんじゃないかな。国内でも関西では非定型精神病という診断名を積極的に使う傾向がありますけどね。統合失調症を狭い範囲に絞って、躁うつ病とかうつ病とか、今で言う気分障害を広めにとる。間に少しだけ統合失調感情障害（非定型精神病とほぼ同義）があって……というのが国際診断基準とかの趨勢でしょう。私が研修医の頃の東北大は逆で、指導医クラスには統合失調症の範囲を広くとる先生が多くて、私が「これは非定型精神病でしょう」と言って医局のケースカンファレンスに出すと、異論続出ということがありました。

香山：当時の北大では、不安性障害や対人恐怖症は神経症の範囲だけど、強迫神経症（強迫性障害）となると、統合失調症に近いみたいな雰囲気でした。

岡崎：あるある。精神病圏に近いものとして見るのね。特に重症の強迫性障害は、かなり奇異な病像になることがあるから……。

香山：私がそもそも精神科医になったのは、割と場当たり的になったのですけれども、子どものときから――そういう子どもはいると思うのですけれども――懐疑論的に、この世はすべて夢じゃないかという考えに非常に関心があって、そうして本を読んでいるうちに、「離人症」という病気にもの凄い関心を覚えて、この病気は一体どんなものなんだろうという関心がとても強くありました。

岡崎：離人症かあ……玄人受けするところですね。

香山：木村敏先生（京都大学名誉教授。日本を代表する精神病理学者のひとり）の本を読んで、この病気の人に会いたいと思っていたのです。

入局して、とにかく離人症の人を診たいと思っていましたら、ある日離人症のような若者が外来に来たのです。私はその人を絶対診させてくださいと言って、実際会ってみました。それで、ケース・カンファレンスで堂々と離人症の症例として報告したら、統合失調症だと言われてガッカリしました。私は離人症を診たいと思って医局に入ったのですから、これが離人症でなければ困るみたいな感じでしたね（笑）。

岡崎：それは残念ながら続けて五年間ぐらいは診ないと、どっちが正解かわからないようなところもあってね。

香山：まあそうですね。でもその人は今や結婚もしてとても元気になりました。

岡崎：ということは、研修医香山リカの診断の方が、教授より正しかったということに……。

香山：ところがですね、後でも話すかもしれませんが、今の解離性障害の枠でいう離人症と、木村敏先生が書いていたような、人間存在の本質に肉迫するような離人症とは違うような気がするんですよ。「ここはどこ、私は誰？」「私、現実感がないのです」みたいな今の離人症は、現実と夢が未分化なままの状態で、しかもそれを自分で合理化するというか、言い訳みたいな感じなのです。

岡崎：いわゆる「プチ解離」とかね。木村敏先生流の離人症というのは、人間存在の核にかかわるような実存的不安をずっと慢性的に抱えているようなあり方としての離人症ですからね。

香山：そうです。まさに哲学でいう懐疑論や、ヴィトゲンシュタインのような独我論と繋がっているような感じですね。そういう意味の離人症と、今の解離性障害はどこか本質の部分で違うようにも思うのですけれども、どうですか。

岡崎：それは違うでしょう。解離性障害というのは、解離という一過性の症状を繰り返すということで、患者さんも診る側も、その時々の分断された症状に目を奪われがちですよね。その人のあり方、存在の仕方、という視点にまでなかなか行きません。

香山：しかもある種の合目的性というか、いろんなレベルの疾病利得があって症状が出るのでしょう、みたいなところも多いですからね。

岡崎：本来の離人症、離人神経症というのは、今、お話ししていてもわかるように、かなり深くて微妙な領域の問題を含んでいて玄人受けのする病気ですね。ところがこれをDSM-Ⅳとかで病名付けしちゃうと、「うつ病」あるいは「大うつ病（major depression）」ですと言っても、間違いとは言えなくなりますね。昨今の「うつ病」の拡散というのは、そういう状況も含んでいますね。ですから、玄人の精神科医なら離人神経症と見立てるか、あるいは統合失調症のごく初期も否定できないと見立てて注意深く経過を追いかけるか、そういうことになるようなケースが、DSMだけ使っていたら、どの基準も満たさないってことで宙に浮くか、へタすると「うつ病」にされますよ。あるいは不安性障害、パニック障害にしてもそうですね。あとソーシャル・フォビア（社会恐怖）とかも、特徴的な症状がわかりやすい形で出てないと、取りあえずってことで「うつ病」の中に放り込まれる可能性があるのではないですか。しかもそれで、取りあえず何でも抗うつ薬を使ってみよう、ということに……。

「うつ病」の拡散

香山：でも、従来で言ういわゆる「内因性うつ病」の人たちも、相変わらずおられると思うのです。

岡崎：相変わらずおられるのですが、実はその数も減ってきているのではないか、という説もありますね。

香山：ふ〜ん……。

岡崎：コアなうつ病以外の、というか辺縁群の「抑うつ症候群」の部分が膨張してしまったから、メランコリー親和型性格（生真面目、几帳面、秩序志向、責任感が強い）を基盤とした古典的な内因性うつ病が、相対的に少なくなったように見える、というのではなくて、従来型の内因性うつ病自体が減ってきているという専門家もいます。

香山：そうですか。

岡崎：帝京大の内海健先生が面白いことを書いていました。従来のメランコリー型うつ病というのは、いわばモダン（近代）の文脈に適応した形である。それがポストモダンの時代になって、うつ病の表現型も変化したということです。どういうふうに変化したかと言うと、今の分類でいうと双極II型ってあるじゃない。明瞭な躁うつ病ではなく、うつの時期と軽い躁的な気分の時期の繰り返しみたいなタイプです。

香山：気分変調症みたいですね。

岡崎：そう、気分変調症（dysthymia）も近縁ですね。典型的な躁うつ病（双極性障害）ではなく、かといって古典的なメランコリー型うつ病とも異なる、双極II型みたいなのが、ポストモダン時代の文脈に適応したうつ病のあり方なのではないかと。

香山：病気のタイプも、時代に適応していくということですね。

岡崎：そうです。ガッチリしたメランコリー型、モダン型の構えということ自体が、ある種の時代遅れみたいになってしまったということでしょう。

香山：そうしたことで言うと、ある意味で一般人の方が先取りしている感じですね。私が精神科医になったころに、普通の仕事をしている友達に、「精神科医になった」と言うと、「私最近、〝躁うつ〟なの」と言うので話を聞いていくと、その友達がいう躁うつというのは、一日のうちで気分が変わり易いとか、何かあると何日間か落ち込むとかというような話だったのですね。そのとき私は、「それは躁うつとは言わないんだよ」と説明していたのです。

岡崎：その「言わないんだよ」というのが、これまでの精神医学では、ってことね。

香山：そう。だから「あなたのように一日の流れのなかでいろいろ気分が動揺したりするのは、〝お天気屋さん〟っていうことであって、躁うつ病とは言いません」と。

岡崎：なるほどねえ。一過性に上っ調子だったり、周囲の人に対して攻撃的だったりもする現代的うつ病に関しては、クレペリン（Emil Kraepelin ：一九世紀後半〜二〇世紀初頭のドイツの精神医学者。現在の統合失調症と躁うつ病の枠組みを作った泰斗）以来の「躁とうつの混合状態」という古色蒼然たる概念をリファインした視点で捉え直せないか、と内海健さんが問題を立てているんだけど、鋭いなと思いました。確かに躁うつ混合状態という概念を広い視点で捉えると、細かい気分の変動みたいなものもこれで理解可能なのではないかという考え方も出てきます。うつ状態だからうつ病と一般的に言われるけども、機嫌の悪いうつ状態、わがままなうつ状態、気分が変わりやすいうつ状態というのは、一種の躁うつ混合的な成分が入っていると考えると説明がつくのかもしれないですね。

香山：なるほどね、あれは混合状態なのか。

岡崎：理論の枠組自体は、クレペリン大先生の一〇〇年前のものですけれども、なるほどなあと思いましたね。クレペリン的には、精神機能の主たる側面が感情と思考と意思の三つで、三つの変化が完全にシンクロしているのでなくて少しずつ違っているというのね。で、三つの上がり下がりの組み合わせによって、いろいろなタイプの気分の状態ができるというわけです。うつ状態なのに活動的でセカセカしている状態とかね。クレペリンの現代的翻案で結構うまく説明できる。

香山：別の視点ですけどね、私は、凄く暴力的だとは思うのですが、自分も未熟な部分もあるから、直感的に同情できる人と同情できない人がいます。同情できる人は内因性の疾患の人ですね。もちろん同情できない人は診ないというわけではありませんが、なかなか共感はできないのです。

岡崎：内因性だと同情できる。というのは、従来の精神医学の枠組みからすると逆説的だけどね。でもモダン（近代）の文脈の中にあった精神科医は、メランコリー親和型のうつ病の人にすごく共感できたわけですね。

香山：そうかもしれません。

岡崎：多くの精神科医は、自分の中にもそういうものを色濃く持っていたから、共感できたわけでしょうね。

香山：共感っていいますか、自分自身の中には共感する要因はあまりないけれども、それでもとにかくストレートに気の毒だなと思える面が少なからずあります。

岡崎：シンパシーを持てるわけですよね。

香山：これは大変だな、本当に可哀想に、という自然で自明な共感というか同情みたいなものが芽生えます。それができるかできないか、というところをうつ病診断のときに自分の中のひとつのスタンダードにしたいようなところもあったのです。それが最近、もうその手が使えないのです。

岡崎：確かに、ちょっと使えないところが出てきましたね。

香山：これも個人的な印象なのですけれども、私はこれまで東京都内の医療機関では仕事をしたことがなかったのです。関東地方であっても埼玉県だったりして、東京の本丸ではなかったのです。それがここ数年、東京都内のクリニックで外来診療するようになりました。そうしますと、さっきの意味であえて言えば、自然に同情できない人がほとんどなのですね。

岡崎：特に大都会のクリニックには、そういう人が多いのでしょう？

香山：自分でもショックでした。素直に同情できない人が大勢、来るのですから。同情できない、という言い方は誤解を招くかもしれませんが、シンパシーを感じられないといいますか、「うんうん、大変だね」とのめり込んで行けないのですね。

岡崎：それは本質的なところですね。僕は仕事柄、電話でのメンタルヘルス相談もたまにやっているんです。匿名の市民の方からいろいろな悩みごとを専用回線で伺うわけですけれども、結構文句を言われる場合があるんですね。なかなか焦点の定まらない相手の話に三〇分くらい付き合って、で、最後に具体的なアドバイスをしないと怒られたりします。懇切丁寧に聞き役を務めるだけではダメなんですよ。

香山：ああ、なるほどねえ。

岡崎：相談っていうのは、普通に考えたら相談する方がもう少し下手に出るものじゃないのか（笑）って思うこともあります。

香山：しかも無料でね……そのあたりは、「うつ病」がどうのっていう問題の、さらにその背景の問題につながる可能性があると思います。何て言うのでしょうか、例えば、私たちのクリニックで、外来業務が終わった後に看護師さんたちと簡単なケースカンファレンスをすると、「私があの患者さんだったらこうするけど」みたいな話が止まらなくなる、ということと何か共通性があるような気がします。患者さんの悪口を言うわけではないのですが、

「あの人は、ちょっとガマンも必要じゃないか」とか、「もう少し自分の力で何とかできるんじゃないかしら」といった医療のレベルとは微妙に違う話になってしまうこともある。

岡崎：他罰的になりやすい人が多くなってきたような気がしますよね。

香山：他罰的というか、過剰な権利意識、消費者意識の広がり、という問題もあります。これは病院に限ったことではありません。例えば学校や幼稚園、保育園などに対する保護者としての権利意識が、周辺の人との共感のなかから出てくるのではなくて、非常に個人的な損得、利害関係のなかから出てくるようなところが最近はあるんじゃないですか。もちろん、それが妥当なものであれば構わないのですが、なんでそこまで要求するの、といった類《たぐい》のものまで個人の権利として主張されることが、果たしていいことなのか、どうか。クレーマー問題などにもつながりますよね。

言うべきことは言う、泣き寝入りしないで自己主張するという意識は、世間全体に高まってきていると思うのです。例えば、レストランでオーダーが少し違っていたら、以前でしたら「しょうがないや」と思って黙って食べる人が多かったのが、今は、相手が少しでも間違ったら、欧米人のようにちゃんとクレームをつけることが大切なのだ、そうすることが自己責任で自立した人なのだ、みたいな雰囲気になっているのです。そうしたことが、うつ病にも影響して、個人的な利害を最優先する過剰な権利意識や他罰的なケースが増えている、という広い話なのではないかと思うのです。

岡崎：なるほどね。メランコリー親和型性格の特徴でもあった他者配慮性とか協調性とかいうのが、影が薄くなってしまって、自己愛的に自己主張するところだけが肥大化して見えるような人が多くなったかもしれないですね。

香山：ということは、それは日本人のものの考え方が変わってきてしまっているから、その結果として、うつ病になったときにも、その表現形が変わってきているということなのでしょうか。

岡崎：恐らくそういうことでしょうね。例えば先日、香山さんと佐高信さんの対談本『チルドレンな日本』を面白く読ませてもらいましたが、その中で、今の世代では政治家とかのリーダーからして子どもっぽいという話をされていましたね。それと同じではないかと思いました。

香山：そうですね。自治医大の阿部隆明先生が、「未熟型うつ病」というのを提唱しているでしょう？　人格が未熟だからということもあるのでしょうけれども、うつ病としても大人のうつ病になりきれていないということで。

岡崎：あのネーミングは、なかなかつけられないネーミングだと思っていたのですが、阿部先生、思い切ってよくつけたなと思いますよ。

香山：「外来うつ病」とか「軽症うつ病」というのと同じ位相ではないかとは思いますが……。

岡崎：「未熟」という言葉は、どうしてもパーソナリティーの価値評価を含むニュアンスがありますからね。人格の成熟度を表すという印象が先に来る。従来の精神医学の世界では、性格が未熟だからという表現は注意深く避けてきたところがありますからね。

香山：そうですね。

岡崎：三〇年近く前の広瀬徹也先生の「逃避型うつ病」という名前は、むしろ受け入れやすかったかも。「逃避」というのは、精神医学でいう自我防衛機制としての「逃避」だと理解できますからね。いずれにしても、「うつ病」といってもさまざまな現代的ヴァリアントという表現形を想定しなければ済まなくなっているということは間違いないでしょう。

香山：そうかもしれません。単純に言えば、これまで治療者は、うつ病の人は、非常に責任感が強くて、真面目で几帳面で勤勉でという、いわゆるメランコリー親和型だろうという前提があるのですね。

岡崎：組織全体に自分を何とか合わせようと一生懸命にやってきて、ひとつ歯車が狂うと失調するという解釈ね。

香山：そうですね。秩序志向があって己の欲望は抑えて我慢するというタイプがあります。ところが最近では、例えば「最近調子が悪くて、眠れなくて、うつ状態なのです」という患者さんに、「じゃあまずはお仕事をお休みになった方がいいと思いますよ、休養が必要ですよ」とマニュアルどおりに対応しようとすると、患者さんの方から、「もう会社は辞めてきましたから」とか「ずっと休んでいますから」と言われて拍子抜けしちゃうのです。つまり私の方に、メランコリー親和型だからこそうつ病になるだろうというある種の思い込みがあるのです。ところがメランコリー親和型らしからぬ反応をされるので、拍子抜けしてしまうのですね。

メランコリー親和型でない人たちが、たまたまうつ病になったからこそ、今までになかったようなパターンを示しているということになったのですかね。そこで起きているうつ病を発症する心的構造といいますか、脳内のメカニズムがどうなってしまったのかはわかりませんが、その部分はやはり不変なのでしょうか。人間の人柄のありようが変化してきたから、うつ病になっても今までとは違うふうに見えているだけですかね。それとも、極端な仮説ですけども、今までとは全く違う新しいタイプのうつ病が出てきて、その人の内部では今までとは質的にもかなり違うことが起きていて、そういう新種のうつ病の特徴が、自己主張が強かったり、自分の気持ちや考えとは違うあらゆることに文句を言ったり、人を責めたりする……ということなのでしょうか。

岡崎：従来の内因性うつ病の枠はきちっと残しておいて、それを取り巻く「抑うつ症候群」はまた別なのではないかと言っておいた方が、考え方としては整理しやすいと思うのです。ところが内因性–神経症性という二分法が国際的にもどんどん崩れていって、しかもですよ、どちらにしてもDSM-IVでいったら「大うつ病」なんだから、とりあえずSSRI（選択的セロトニン再取り込み阻害剤。近年世界的に普及した新しいタイプの抗うつ薬グループ）とかを飲ませましょう、というふうになってしまうのです。

香山：そうですね。治療法とか対応法も、まだまだ従来のメランコリー親和型うつ病のイメージが強いので、メンタルヘルスの分野でも従来のメランコリー親和型用の対応マニュアルしかないといいますか、まあそれすらもまだ普及していないくらいですからね。

岡崎：それで困るんですよ。私も一般市民の方々を対象にした「うつ病」の普及・啓発の講演をたまにやらされますが、そこでメランコリー親和型を想定した理解とか対応法だけを話しても十分役に立たないぞ、というところまでは判っているわけです。ところが現代的に拡散したうつ病への対処法となると、非常に重層的で複雑で……それこそケースバイケースですからね。一般化して講演で喋るとなると難しいですね。今や割合としては多数派ともいえるノン・メランコリー親和型について、めぼしいことを言えないのでは、なんとも格好がつかないというか無責任なんですよ。

香山：そうなのです。最近、自分の講演を聴きに来る人に逆に被害を与えているのではないかなって思うことがあるのです。講演を聴きに来る職場の上司の方とか、いわゆる中間管理職クラスの人は、メランコリー親和型性格の人がたくさんいるはずなわけです。一生懸命その職場のために頑張っている人たちですね。

岡崎：そうでしょうね。四〇代、五〇代ぐらいの課長さんたちとかね。

香山：そういう人たちに、「皆さん、うつ病というのは、とにかく励まさずに、ゆっくり見守ってあげて」という話をしてしまうと、「そうか、そうしなければいけないのだ」とまさに生真面目に受け取って、職場にいる若いノン・メランコリー親和型の「うつ」の部下に対して、どこまでも優しく受け入れたりするのです。さらに問題なのは、生真面目に引き受けた上司のほうが、二次的にうつ状態になってしまったりするのです。「講演会でも聞いてきたし、本にも書いてあるから、絶対に励まさないようにして」と周囲の人にも言ったり、「部下にストレスをかけ過ぎたからこうなった」と思って、仕事を肩がわりしたりして、結局、自分が二次災害のようなことになってしまって……そういう上司のケースを診たことがあるのです。

岡崎：行き詰まり感をもろに引き受けやすいでしょう、その世代のメランコリー親和型の人たちは……一方の若い世代は、あらゆるしがらみから逃げろや逃げろですから。

香山：ですから最近私は、とにかく一番大事なのは皆さん自身の健康ですから、うつ状態の若い人たちが職場にいたらさぞ心配でしょうし、いろいろ気を使うこともあるでしょうが、でも他人ができることは、冷たいようですけれども限られているので、その人たちのことを理解するのも大事ですけど、そのためには皆さんが健康でなければいけない。だからまず皆さんが十分に休養をとって下さい、と講演会に来てくれた人たち自身に向けた話をするようにしているんです。

岡崎：そういうことになりますよね。昔の原則は「うつ病の人を励まさないでください」だったけど、今の若い人のうつ状態の多くは、適当な潮時をみて励ましたり、自己決断を促したりしないといけません、という難しい話になってしまいますからね。それって凄く個別的で玄人的な領域だから……。

香山：そうなのです。ですから、そういう意味では、先ほどの話に戻ってしまいますが、「精神科医療って大事ですね、メンタルヘルスって大事ですよね」と言われるのは、とても有難いですけれども、その実、最近になってやっとうつ病チェックポイントとか、うつ状態の人たちを励まさないように、というレベルのものが、新聞や雑誌に出ている状況ですからね。実態とズレてきていると思うのです。例えば、最近NHKでも連続して「うつ病」の特集番組を放映していますけれども、そこでとり上げられているケースを見ていますと、英語が得意だから外資系の会社に入ってみたら、メールのチェックばかりさせられて、うつになってしまったということで、会社は自分の才能を活かしてくれないといって延々と批判しているような人が出ていたりしていました。その時、こういうケースをうつ病として取り上げるのがいいのかと疑問に思いました。

岡崎：それこそ「未熟型うつ病」には入りそうですけどね。

香山：症状としては、それですっかりやる気がなくなってしまって、気持ちが滅入って、うつ状態なのでしょうけれども、こういう人たちをどこまでも際限なく理解しましょうとか、いくらでも休んでもいいみたいな対応をとるのは、ちょっと違うのではないかなっていう感じがします。

「うつ」を励ましてはいけない？

岡崎：確かにどの時点でどんな風に励ましたらいいのか、あるいは、ある意味でハシゴをはずしたらいいのかの判断は難しいですね。治療者としての自分が患者さんにどういうタイミングで励ますかという間合いは、ある程度自分の中に内在化されているわけですからいいですけど、それを一般の人にわかりやすく示すのは、まず不可能ですよね。

香山：先生は、結構励ましますか？

岡崎：うつ状態が低め安定ぐらいで、いわゆる「神経症化」してきているような場合には、シッカリした治療関係、信頼関係ができているのであれば、ある時期に励ましますね。

香山：どういうような感じでですか？

岡崎：「そろそろ現状を自分で変えるために踏み出す時期かもしれないね」ということを言ったりね。

香山：やっぱりねえ。私は診療スタイルとしてはずっと無難に、というかあまり冒険をしないやり方でやってきた気がしていたのですが、ある時、患者さんに「あと一歩、私の背中を押してくれる人がいたらできたかもしれないのに、誰も押してくれなかった」と言われました。そのとき、そうか、じゃあ背中を押すことも必要なんだ、と気づいたのです。

岡崎：その方の場合は、自分でもどこかしら神経症化してきているのじゃないかということを自覚しているから、そういうふうに言えたのでしょうね。だけど自分一人では踏み出せないから、専門家に背中を押して欲しかったということでしょう。うつ病のリワーク（rework＝復職）支援プログラムというのも、厚生労働省の肝煎りで少しずつ始まっているけれども、そういう微妙な課題に必ず突き当たると思いますね。

香山：リワークと関連しますが、最近、ＥＡＰ（Employee Assistance Program）という、コーチングのような感じの支援を専門にやる民間会社ができつつあるのです。「長期休職者をスムーズに復職させるトレーニングをします」といううたい文句で宣伝していますが、そうした会社はピンからキリまであるみたいで、結構怪しいところもありそうな感じですが、ひとつのビジネスになりつつあるみたいです。

岡崎：問題は、そのプログラムを利用して本当に効果が上がりそうなのはメランコリー親和型うつ病だけれども、実際に利用してみようという人の多数は、ノン・メランコリー親和型で占められる可能性があることです。これは結構難しいよ。

香山：そうだと思います。どうやってそういう人たちをリワークさせるのか、私はすごく興味があって一度見てみたいなと思っているのです。宣伝文句には、その会社の利用者の声として、産業医が全然わかってくれなかった、上司に病気の説明をしたが全然理解してくれなかったとか、自分の悩みを愚痴めいていろいろと書いてあって、私は、ああっと思いました。

岡崎：でも、うっかり「うつ病の方は、みなさんそうやって悩むのですよ」と言ってなだめると怒られますね。「自分は他の人とは違うのだ」っていう感じですね。

香山：そのあたりの問題、つまり先ほど先生が言われたような、いつ、どのように励ますかというのは、これまでのところは、ある種の職人芸でやっているような部分だと思うのです。これまででしたら、メランコリー親和型うつ病の人たちは、職場に穴を開けて申し訳ないっていうことでただでさえ働きたいのですから、私が「もう少し休みなさい」と言っても、ちょっと回復すると「仕事に戻らなければ」と言って、ともすると早まる感じでしたね。ですから私たちは、とにかくブレーキをかけること中心でいいというか、「まあ無理しないで、半日勤務から始めましょうね」とか言っていればよかったわけです。

岡崎：誤解を恐れずに言えば、「ひきこもり」の方を如何にして社会参加に導くかという話と似ているところがあります。「ひきこもり」への対応というテーマで、これに詳しい先生に講演してもらいますとね、当事者のご家族がたくさん聴きにみえますよね。すると先生、「就労の話をするのはやめておきましょう」とまず言います。「とにかく焦らないで時間をかけましょう」と。「働けないでいる本人が一番気にしていて辛い話題だから、その話はやめましょう」というわけです。しかし、その通りの対応をして待ち続ける間に五年、一〇年と時間が過ぎてしまうケースが多いのも事実なんですよね。いつ、どういう形で背中を押すのがいいかという処方箋までは、なかなか出してくれませんね。

香山：本当にそうだと思います。背中押しのタイミングは本当に難しいですね。先ほどのNHKの放映の話ですが、その女性は、外資系の企業だから英語を使える仕事だと思って行ってみたら、メールのチェックだけだったということで一種の適応障害みたいなうつ状態になって休んでいると言っていましたが、何とか治療してそこにまた押し戻しても何の解決にもならない気がします。メランコリー親和型のうつ病でしたら、元の場所に戻すというのもアリかもしれませんが、今の若い人たちは、元いた場所で上司や先輩との齟齬《そご》があって「うつ」になったと思っているケースも多いので、迂闊《うかつ》に元に戻りなさいと背中を押せば済むわけではないと思います。

岡崎：ちょっと古い言葉ですけれども、「青い鳥症候群」的な要素もあるわけですからね。

香山：そうです。どこに戻すかということが問題です。

岡崎：多分どこに戻っても、「ここは本当の自分の居場所ではない」というところがあるでしょう？

他者操作性／他者過敏性／自己愛

香山：そういう人たちの悪いところばかり強調していると見られると嫌なのですが、大事なところなので敢えてお話ししますが、その人たちは、自分自身では計算しているつもりなど毛頭ないと思っているのですけれども、私の方から見ていると、巧妙に自分がやりたいことを実現する方向に周りを動かしているように見えることがあるのです。例えば、「こんな部署に戻るのなら、私は辞めます」と言ってゴネたりします。上司は優しいですから、こんな調子の話をずっと聞いていると、「もっとクリエイティブな部署に行きたい」と言い出したりするわけです。あるいは恋愛中であれば、どうにかして結婚する方向に上手にもっていったりして、非常に操作的なのです。結局、仕事にしろプライベート生活のことにしろ、その人がやりたい方向にもっていっているケースが結構多いのです。

岡崎：要するに自分のやりたい方向に周りを動かしていく、他者操作性がまさっているということですね。

香山：そう。そいうふうに他人を操作して自分の都合のいいようにやりたいのなら、「はじめから自分はこうしたいのです、と主張すればいいじゃない」と言いたくなるのですが、ご本人は、「あなた方がそうした方がいいみたいに言うから、そうしたのではないですか」という形にして、自分の思い入れを実現していくのです。適当な言葉が見つからないのですが、現代的な欲望実現法といいますか、自分は何も傷つかないし、他人を傷つける意識もなく、ただ周りの人が気遣ってくれたことを無意識のうちに逆手にとって自己実現していくような、そんな感じがするのです。

岡崎：そういうのもいわば自我防衛機制の現代的変種かもしれないけど、これまで営々と積み上げてきた異常心理学とか精神病理学なんかの範疇ではもちろん捉え切れないね。なんかお手上げって感じ。こちら側からは多分答えが出せないと思います。

香山：だと思います。

岡崎：去年でしたか、うつ病の臨床精神病理の大家の笠原嘉《よみし》先生が、『うつ病論の現在』（広瀬徹也、内海健編、星和書店、二〇〇五年）という本の最後に特別寄稿しているのを読んで、感心したところがあるのです。笠原先生は元々「中庸」を旨とする精神医学者ですけれども、それが正常心理学の効用ということを今更みたいに言っているのです。笠原先生にしてみれば自分も精神病理学者だけれども、そのガッチリした精神病理の方から現代的心性に向かって攻めていくとなかなかうまくいかない。むしろ正常心理学と言いますか、もっと言えば常識心理学的なことの効用を見直した方がいいっていうのね。それは別に、精神科医や精神病理学研究者にとっても恥ずかしいことではないと言っていて、なるほどと思いました。先ほどから話題になっているような昨今の困った問題を考える場合に、少しは参考になるのではないかと。

香山：そうかもしれませんね。今の若い患者さんたちを見ていると、ひ弱に見えて、実はタフ・ネゴシエーターというか、ゴリ押しして摑みとっているみたいに感じることがあるのです。総務課に所属していて不満だった人が、突如クリエイティブな仕事をする課に移っていたということがあったりするのです。

岡崎：なるほどなあ……うつ病にならないための職場のメンタルヘルスの講演で、私としては

「みんなが年休を消化できるような雰囲気の職場にしましょう」とか言うわけ。ところが実はそれが一番できないでいるのは、五〇歳くらいの課長さんたちです。若い部下たちは、すでにちゃっかり年休をとっているんですね。

香山：そのあたりに問題が潜んでいるのかもしれませんが、最初からそうやりたいのなら、もっとストレートに自己主張すればいいと思うのですが、そうではなく、あたかも周りの人たちがそうするようにし向けたので、という形をとりたいという屈折した構造があるのです。

岡崎：社会化された文脈としては、自己主張の背後には自己責任という重圧がありますから、そう簡単には旗幟《きしょく》を鮮明にできないので、そこをうまく避けて通りたいということなのかな。

香山：そうなんですよ。そういう人たちに、私はいつも初診のときに、「自分の長所や短所を書いてください」と言って、待ち時間の間に書いてもらうことにしています。すると必ずと言っていいほど、「他人に気を遣い過ぎるところがある」「人に優し過ぎるところがある」と書いてあるのです。でもその後いろいろ話を聞くにつけ、逆ではないかと思うことが多いのです。

岡崎：ある意味での他者過敏性ではあるかもしれないけど、本来は彼らが言うような一方的なものではないはずですね。

香山：「いつも他人に気を使っていて損をしている」と主張する人に限って、私としては、「あなたちょっと図々しいですよ」と言いたくなるのです。

岡崎：最近の臨床精神病理学の研究で、日本人でうつ病と診断された患者を集めて、どういう人格傾向があるかを調べたら、昔からうつ病に特徴的だと信じられてきた自己批判性というのが、意外に低いという結果が出たんです。逆に他者過敏性は高かった。これはもう半歩進めば、他者批判性とか他罰性ですからね。

香山：そうなんです。「私はこんなに気配り、気疲れして損している」といつも言うのです。

岡崎：その人が傷つきやすいというのは、まあ本当だと思うんですよ。でも何というか、勝手に傷つきやすいという感じね。

香山：もうひとつ気になるタイプは、自分では何も望んでいないと言うのですが、さっき言ったように、ハッと気がついたら、その人のやりたいような方向にすべてが動いている、あるいは、結果としてそうなっていたというような人ですね。例えば、その人の言うとおりにいつのまにか勤務体系も考慮してもらったりしたのを見ていると、自分では何も望んでいないのではなくて、最初からこの人はこうしたかったのかということが、私の方は結果が出て初めて気づいて驚かされたりするのです。多分その人も、結果が出てから、一応自分の思い通りになったと気づくのだと思うのです。でも、最初の段階で、私は本当はどうしたいのだということを上司や周りの人にちゃんと表現できないのかなと思うのです。

岡崎：本人も気づいてないわけですよね。

香山：気づいていないんですよ。無意識の欲望を実現しているということです。

岡崎：ということは、何らかの抑圧をしていたということになるの？

香山：無意識の欲望を実現しているという背景には、「私はこうしたかったのだ。その自分の希望が叶えられてよかった」というのではなくて、周りの人たちがそうしてくれっていうからしただけなのに、というあくまで自己責任ではない形での欲望の実現という、凄く巧妙な交渉術のように感じられてしまうのです。

岡崎：交渉術といっても、従来の社会的な文脈にはきちんと乗ってない感じがしますね。

香山：ある種の生き延び方というか、サバイバル法ですね。自分が本当はこうしたいということを表だって言ってはいけないという抑圧があるのでしょうか。

岡崎：……難しいね。

香山：阿部隆明先生の論文にもあるように、そういう人たちは、ある種の攻撃衝動とか、自己破壊衝動とかがあるので、不用意に「あなたが怠けているからダメじゃないの」とか、「もっとしっかり自己決定しなさい」と言い過ぎるのは危険ですし、本当に自殺に結びついてしまう可能性があります。

岡崎：非常に屈折したナイーヴさがあるということは事実ですからね。

香山：そうなのです。

岡崎：要するに、もっと「社会化」されなさいってアドバイスするしかないのかな。

香山：「社会化」されなさいと言っても、当人は自分の欲望を意識化しているわけではありませんし、無意識のうちに自己実現しているわけですからね……。

岡崎：自分の、というか我々の用語で言えば「自我」の表現の仕方は、やはり社会的な文脈のなかでないと、周りの人たちからは理解されないし、スッキリした形で成就しないよ、という言い方くらいしかできそうにありませんね。

香山：「社会的文脈のなかで……」そういうことなのは分かりますが……。

岡崎：患者さんとしてクリニックに現れる人だけではなくて、一般の人たち、あるいは今や政治家とか官僚とか企業経営者たちのなかにも、従来の意味での「社会化されていない」立ち居振る舞いをする人たちが沢山いるわけですよ。治療者としては、そういう、患者さんとは言い難いけれども「社会化されていない」人たちが診察室に現れたときにも、何らかのアドバイスをしなければいけないということね。

香山：もちろん、そうなのです。ですから悩んでいるのです。

岡崎：うまく言えないけど、私は、そういう「社会化されていない」人が診察室に現れたら、まず彼／彼女と私の信頼関係を作ることに腐心します。医者と患者だから治療関係と言ってもいい。で、何カ月か経って、何回か診察して、適度の距離感を置きながらお互いに言いたいことを言えるようになったら、本題に入らなければならない。どんな人間だって「社会化された」文脈の中でしかお互いの信頼関係はできないし、そうした関係の中でこそ人間は生きていけるのだ、ということを伝えなければいけないと思いますが、どうでしょうか。

香山：具体的にはどう言うのですか。私は、最近歳を取ってきたのか（笑）、やっとそういうことが分かりかけてきたのです。それまでは、際限なく優しく聞いていたのですが、ある日、いつもの優しい医者ではなくなって、溜息混じりに「あーあ、あんたちょっと、いつまでこんなことやってるわけ？　もういい加減にしようよ」みたいな感じのことを言えるようになったのです。

岡崎：よくぞおっしゃった！（笑）　でも、いきなりは言えませんよね。初診の時はもちろん、二度目、三度目でもなかなか言えないけれども。患者さんによっては、何年目かに初めて言える場合もありますね。何年かかけて治療関係や信頼関係ができるということは、逆に言うと、彼／彼女の方も、その間に私の人格の値踏みをしているわけですね。こっちの人格だってたいしたものじゃないけれども、まあそれなりのオトナだと相手が認めてくれるようになった頃合いに、「あなた、もっと大人になるべきだ」と切り出すわけです。結局、人格と人格のぶつかり合い、認め合い、というところにまで持ち込むしかないと思います。

香山：私は、ある種の芝居みたいな要素もあると思うのです。患者さんは、悲劇のヒーロー、ヒロインで、私は、彼／彼女たちの言い分を本当に優しく聞いてあげて、同情してあげるお姉さんかおばさんみたいな役なのです。しばらくは、そういう芝居をそれこそ演劇的に、もう大袈裟なくらいにやって、ピークのようなところで、もうそろそろ芝居は気が済んだかなという時に、「もうこのくらいでいいじゃないの、もうこんなことやめようよ」という感じで言うのです。そのときに、凄く気をつけなければいけないのは、「あなたはこんなところで、こんなことをしている人ではない」と諭しながら、その人の優越感なり、特権意識を刺激することではないかと思います。「あなたは、こんな病院に来て、こんなつまらない精神科医と時間を無駄に過ごして、くすぶっているような人ではない。もうこんなことやめましょう」と言うと、憑き物が落ちたみたいに意外に素直に応じてくれるケースがあるのです。そういう場合は、その人が戻れる場所がちゃんとあって、その場所がその人の自己愛と割とマッチングしているようなケースですけれども、一方で、彼／彼女が戻った先がパートとか契約社員とか嘱託だと、やっぱりうまくいかない場合があります。……と思っていたら、最近では、戻れる場所というのがそれこそ医者、弁護士みたいなエリート職の人が結構多いんですよ。もう本当にどうしちゃったんだろうと思いますが、職業的使命感でアイデンティティを支えるというのも全く欠如していて……。

岡崎：そういう人は、香山さんの前でだけ選択的に退行しているわけではないのですか？

香山：多少はそうしたことはあると思いますが。

岡崎：二週間に一度、精神科医香山リカのところでカウンセリングを受けるときだけは退行させてください、という部分もあるかな。

香山：まあ、そうですね。でも、仕事をすっかり休んでしまっている人も多いですからね。大手新聞記者とか官僚がクリニックにやってきて、「職場が酷いんですよ、朝まで仕事させようとするんですから……」と苦々しい顔で言うんですよ。「でも、あなたの場合は、そういう厳しい職場だということは最初から分かっていたのじゃないの？」と言ったら、「ここまでとは思わなかった」とか、「他県に赴任して行った人はもう少し楽だ」とか、必ず言い訳するのです。このようなケースは、暫くしたら「もうこんな無駄はやめましょう」と言えば、それなりの戻れる場所があるわけですからうまく戻れることが多いのです。

岡崎：そういうふうに切り出すまでの〝前戯〟みたいなものが（笑）あるわけですね。

香山：そうそう。ただ、戻る先が、その人なりの自尊心や自己愛的なプライドがさらに傷つくような場しかないような場合は、困りますけれどもね。

岡崎：僕はそういう自然な芝居を打つテクニックというか芸がないので、何年かかかってしまうことがありますけど、それで何とかやっています。

香山：そうした〝前戯〟みたいなことでも、その加減はなかなかマニュアル化できるものではないですよね。

岡崎：だけどそこが困るんですよ。病気の治療マニュアルというのは、ある病気のうち、大多数はこれでいけるというのがマニュアルですからね。

香山：そうです。

岡崎：ところが、「うつ病」の現代的変種の部分まで含めた「抑うつ症候群」の問題は、大多数のケースについての処方箋というか、ガイドラインがないということですね。

香山：そうなんです。それなのに、薬物療法は十把ひとからげみたいになっていますね。しかも薬物療法を十把一からげでやる限りは、保険診療の病名も「うつ病」と十把ひとからげにされてしまいますね。

岡崎：例えば患者さんが職場に提出する診断書も、精神科医の側からすれば「うつ病」と書きやすい時代になったことは事実です。うつ病が、胃潰瘍とか糖尿病と同じレベルの市民権を得たというか。それは悪いことばかりではないかもしれない。私たちが精神科医になった時代は、「うつ病」とまではなかなか書けなかった。もちろんそれ以上に、統合失調症（精神分裂病）はとても書けなかったけれども。代わりに以前よく使った病名は、「自律神経失調症」ですよね。でも今は、「うつ病」と診断書に書けるようになりましたね。ある意味で、うつ病の拡散が、精神科医療の敷居を下げる立役者になった。

香山：そうですね。それで、今話題にしているような彼／彼女らの患者さんたちは、クリニックでも病院でも、どこでも同じように受診しているのでしょうか？

岡崎：どこもごった返しているでしょうけど、特にクリニックの先生方は、「それは病気でなく自分で考える問題です」と言って追い返さないで、取りあえず時間と体力のある限りは、自分の外来で引っ張っておられると思いますよ。やはりそういう広い裾野をカバーするのがクリニックの役割だと考えておられるでしょうから。

香山：そうですね。

岡崎：しかも、精神科医だけではなくて、昨今では臨床心理士・カウンセラーの業界がフィールドを広げていますから、そっちにも沢山の人が行っているでしょう。

香山：彼／彼女らを「未熟型」と言っていいのかどうか本当のところでは私も判りませんが、彼／彼女らは、自分は理解されていないとか、こういうふうに理解して欲しいとか、分かって欲しい、というふうによく言いますけれども、それは今現在、精神的に調子が悪いからということだけではなくて、自分自身が社会に受け入れられていないという気持ちが慢性的にとても強くあるからなのではないでしょうか。

岡崎：なるほどね、それはあるでしょうね。

香山：そうすると、これをどういうふうに理解すればいいのかとなると、その人たちはセルフイメージが既にズレていて、自分は本当はこんなに優しいのにとか、こんなに気を使っているのにという、その認識がズレているわけですよ。ですから、理解されたいと言っても、本当の意味でその人のことを客観的に理解したら、それは彼／彼女らにとっては理解されたことにはなってないわけです。その人たちが理解してもらいたいように理解された状態というのは、自分に都合のいいように理解して欲しいという願望に過ぎないように思えるのです。それは先ほどの先生の言葉で言えば、「社会化されていない関係」だと思うのです。

岡崎：理解というのは、本来は双方向性のものですからね。あなたが、あなたの外界のことをどういうふうに理解して折り合っているのか、というところから始まらないと双方向の関係にはなりませんよ。私はこう理解されたいというだけだと、一方通行です。双方向的な理解が成り立つためには、例えば、いつの時代でも自分のプライドを完全に満足させるような仕事に就いている人の方が少ないのだ、とか、糊口《ここう》を凌ぐための仕事をしている人の方が圧倒的に多いのだとか、そういう社会的現実を理解しないといけませんね。

香山：そういう問題が、医学的に「うつ病」になったと診断される人から、職場の新人研修で事例化する人たちまで、みんな同じようなレベルで存在するのです。今の新社会人たちは、経験やスキルもないのに、クリエイティブな仕事をやらせてください、という感じでちょっと自己主張するのですが、そこで残業させると、ここは私の居場所じゃないとか、こんな仕事をするために就職したわけじゃないとか言って、本当に数日で見切りをつけて辞めてしまったりするのです。早期離職をどうするかということで、どこの職場も大変みたいなのです。

岡崎：東大法卒の官僚ですらそういう手合いがいるっていうからね。

香山：そうなんですって。

岡崎：三カ月で辞めるとかね。

香山：そうそう、霞ヶ関のある官庁では、職場の一割が休職あるいは離職準備中、と聞いたこともあります。

岡崎：三島由紀夫が九カ月だかで大蔵省を辞めて作家に転身した例はともかくとしてね（笑）。

香山：だから今、大企業は本当にバカバカしいくらい涙ぐましい対策をしていて、チューター制といって、新入社員に必ずマンツーマン対応をしているらしいです。二〜三年先輩の社員が、新人に個別対応するわけです。

岡崎：ふーん……残業のあと、月一回くらいは居酒屋に連れて行って、悩みはないか？　とかそれとなく聞いたりして……。

香山：そうなんですって。私生活から仕事上のことまで手取り足取り相談に乗っているようです。あるビール会社でそれをやったら、かなり離職率が減ったそうです。ところがチューター側も結構な負担なわけですね。でもそれくらい個別対応してあげないと、すぐ辞めてしまう。テレビ局の話ですが、今、そういう扱いをすると、すぐに社長とか役員とかのレベルにメールで、「私は不当な扱いを受けた」と言って抗議するそうです。直属の上司とか同僚にではなくて、トップにダイレクトに訴えちゃう。

岡崎：はい。それは私の仕事の中でも身に滲みています（笑）。「所長を出せ」というのはまだ判るけど、それを通り越してすぐ市長あてとかにクレームをつける方が結構おられますから……。

香山：それぞれ。平気でそういうことをするのです。

岡崎：昔だってトップに直《じか》にというクレーマーさんはいたのでしょうが、何というか覚悟の度合いが違いますね。昨今では、それがごく当たり前のこととして、アッサリとそういう行動に出ますね。

香山：その人たちは別に「うつ病」ではなくて、今どきの新人や若い人に備わっているある種の幼稚な言動と行動なのでしょうけど、そういう最近の世相に現れることと、専門医に一応は「うつ病」と診断されている人のそういう部分との境界なんて、限りなく曖昧ですね。ほとんど連続性があるものになっているわけですね。

岡崎：こうなると、従来私たちが勉強してきた精神医学とかの範囲では、ちょっと読み解けなくなってきてしまったな、という感じですね。

香山：そうなんですよね。そこで何が起きているかということですが、この間『狂気の偽装』(岩波明著、新潮社)という本を読みました。埼玉医大精神科の岩波明助教授の新刊書です。埼玉医大の精神科と言いますと、北大から来た山内俊雄先生が今、学長をされていますけど、そこの精神科医療も割とオーソドックスなのです。前の助教授(今の教授)が豊嶋良一先生で、「精神医学」(医学書院、月刊)の巻頭言に「一遍言うてみたかったこと」というタイトルで、今こんなふうに疾患概念がメチャメチャになっているけど、やっぱり内因性、外因性、心因性という三つの小箱で語れるのではないか、ということを言っています。そして、今の助教授の岩波明先生の『狂気の偽装』では、摂食障害とかいろいろやっている人は、その多くは実は病気というのではなくて、本当のうつ病というのはどんなに辛いか、という話なのです。

実にまっとうな話なのですけれども、それは確かにそうなのかもしれないが、でもそれだけでは済まなくなってきている現実に対して、精神科医が対処すべきかどうかというあたりが判らなくて。かといって教育者の領分かというとそれも……。

岡崎：精神科医が、従来からの「病気」を対象とする部分と、現代的なサブクリニカルなケースにも対応するという両刀遣いでやるべきなのか。少なくともやれる間はね。しかし一方で、ここはむしろ精神科医が発言しない方がいい、手も出さない方がいいという部分もあるのではないかと思えます。

香山：今、職場で起きている、狭義のうつ病ではないけれど、新入社員に見られる動きから波及して、大きな問題がドッと荷崩れ的に起きたという事態になれば、やはり専門家に診てもらわなければいけないという感じで、そういうのが雪崩《なだれ》をうって来るわけですよ。そのときに「これは精神科医の仕事じゃないですから、その問題は人事で考えてください」とか、「精神科医はわからないから、学校でやるべき問題ですよ」とか、単純には言えないし、メンタルヘルスの研修会では最後に必ず「困ったときは気軽に専門家のところに」とか言って宣伝するじゃないですか。

岡崎：僕は、六年前に大学病院から精神保健福祉センターに赴任しましたが、精神保健福祉センターってのはMental Health Centreなわけですから、メンタルヘルスの非常に広い範囲の相談に乗らなければならないわけですよ。それで毎週一回、多職種のケースカンファレンスをやって、この一週間でこういう人が来ました、どうしましょう、こうしましょうって方針とかを話し合うわけです。臨床心理士や精神保健福祉士や保健師といった専門職スタッフと一緒にね。ところが、今はそうばかりは思わないけども、赴任したばかりの頃は、ケースの過半数は、精神科医である私の出る幕じゃないなって感じがしたものです。

香山：そうなると、どのように対処するのですか？

岡崎：うちのセンターの臨床心理士とかが、継続してカウンセリングやケースワークを担当することもあります。無料ですよ。「ひきこもり」のご家族からの相談とかの場合ですと、うちのセンターでやっている家族グループに参加を勧めたり。しかしさっきから問題になっている「自分探し」みたいなサブクリニカルなケースですと、それを延々と公的機関で引っ張って話を聞くだけでは、ちょっとまずかろうと思うのです。自称アダルトチャイルド（AC）とかね。そういう場合は、有料の民間のカウンセリングルームとかを勧めることもあります。一回四五分で七〇〇〇円とかいうことになりますが、自分が納得するように自分を理解してもらうためには、そういう対価を払ったほうが、問題と正面から向き合えるのではないかと思われる場合もありますから。

香山：私は、若者の就労支援のような仕事の意味が正直なところよく判らないですけど、各地に行くと、ジョブカフェというところの職業カウンセラーという、就労支援のためのカウンセラーが、一種の心理カウンセラーみたいになってきているのです。ここに来る若者たちが、今のような話を延々としていて、ジョブカフェを独占してしまうようなのです。本当にジョブカフェのスタッフたちは大変で、各地で根を上げています。じゃあ、どこが具体的な受け皿になるのか。よく言われるのは、従来の地域社会ですが、赤ちょうちんみたいな地域文化やコミュニケーションの場が崩壊してしまった現在、一体どうすればいいのか……本当に困っています。

岡崎：共同体が崩壊しちゃった後の話ですから、地域の社会資源を活用しましょうとか言うのでは、あまりに牧歌的というか非現実的ですよね。

香山：その人たちは、今となっては非現実的な昔の若衆宿のようなものがあれば云々というような夢物語をしてくるのです。あるいは本屋の二階に若者たちがたむろするスペースがあって、いろいろ語り合ったものだとか、ヒッピーみたいな生活に憧れた話をする人もいます。かつてあった地域社会の濃密な関係が多少とも残っていた一九八〇年以降、それが徐々に崩壊していって、二一世紀に入ってからの五年間でまた加速的になくなってしまった反動からなのか、そのあたりのことは判らないのですけれどもね。

岡崎：崩壊はした。しかしその後の処方箋は、いっぱしの精神科医が二人で考えても（笑）なかなか出せないということでしょうか……私の場合は、どっちかといえば、処方箋はありませんよって、精神医学が何でも答えを出せるわけではないよって言って終わりにしたいけど、香山さんの場合は、そうはいってても目の前に次々に現れる人たちについては、何とかしなければいけないし、何とかしてあげたい、ということですね。

香山：それはそうです。しかしその処方といっても、いたちごっこみたいなことでしかないのです。本当はメンタルヘルスと言われているような領域の普及・啓発活動をもう少し戦略的、組織的にするような手だてをとらないと、いけないのかなという思いはします。

でも今は、例えば「うつ病」というものに市民権が得られてきたといいますか、医者の側も診断書に書けるようになってきましたし、その診断書を患者さんも会社に出せるようになってきました。

岡崎：そうですね、悪い面ばかりではありません。そこは評価しないと。

香山：そこのズレが問題なのですが、一般市民の感覚で言えば、「うつ病」の人は怠けているのではなくて病気なのだと思える人がやっと周りに増えてきたところです。

岡崎：そういうメンタルヘルスブームのメリットの部分は削がないで、やりたいわけですね。

香山：ところが現実はそれよりもずっと先に進んでしまっていて、従来のメランコリー親和型うつ病を理解する人たちがやっと増えてきて、「うつ病」もやっと市民権を得つつあるとなった矢先に、病気なのか病気ではないのかよくわからないような新しいタイプの「うつ病」が広がってしまったということなのですね。ですから、その人たちにとっても、治療者が従来型のうつ病理解に留まって対応するのでは、もしかしたら効果どころか、悪影響すら与えているのかもしれないという感じがするのです。

岡崎：同感です。けどそこからが難しいです、いろんな意味でね。

香山：ごめんなさい。自分の愚痴みたいな話ばかりで。

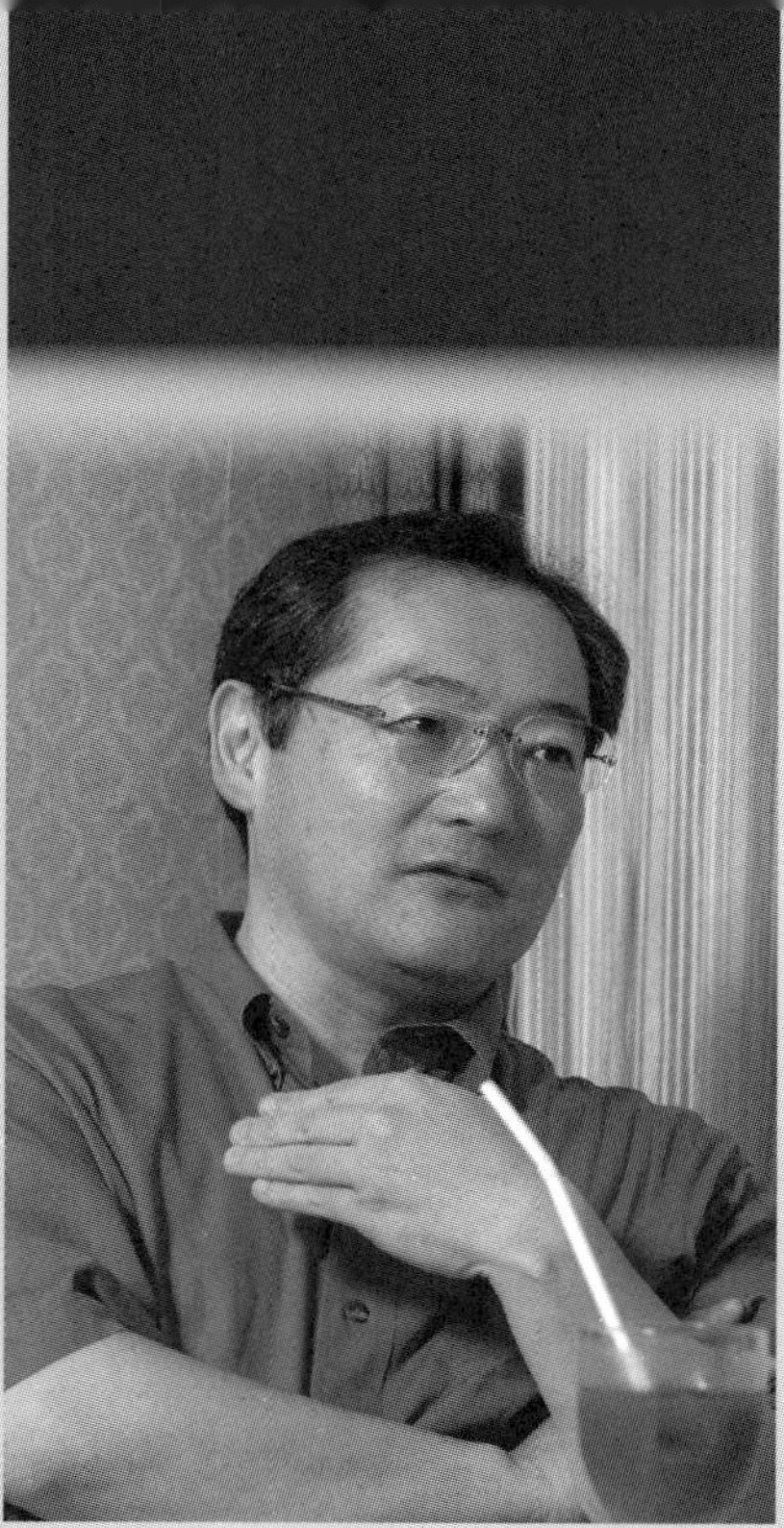

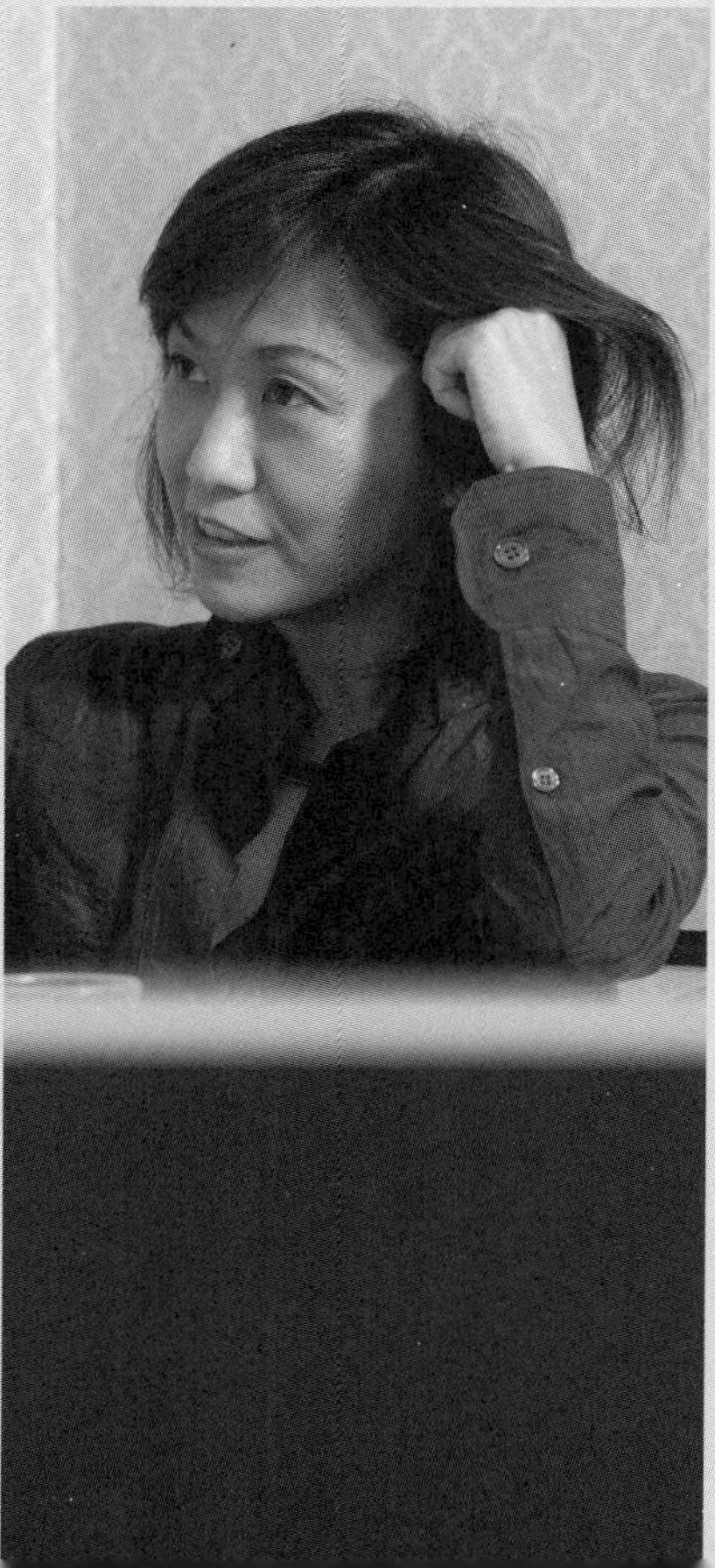

2006年8月20日（水） 午後2時～5時
学士会館本館において収録

心的外傷理論のトップランナー安克昌先生の思い出

香山：ところで、神戸の安克昌《あんかつまさ》先生が亡くなられましたね。私は安先生には特別な関心があったのです。本人に断りなく話してもお許しくださると思うのですが、あれはまだご病気になられるずっと前でした。ある学会の懇親会でお話したとき、安先生が「中井久夫先生というのはすばらしい人ですね」と言われたので、私も「そうですね」と申し上げたのですが、「実は僕ね、他の人が知らない中井先生の素晴らしい秘密を知っているんです」っておっしゃったんです。「そのことは今は話せないから、いつか時期が来たら書くつもりです」と言われたのですが、その時が来る前に安先生が亡くなってしまって、一体それは何だったのか、結局、分からないままなのですね。

岡崎：中井久夫先生が神戸大学精神科の教授だった時代、安先生が医局長として中井先生を支える役割を一番やられていたわけですよね。世代も我々と同世代でね。

香山：そう。他人には知られてはいない中井先生の素晴らしいところが実はある、と。それが一体何だったのか、今更ながら気になります。あれこれ想像してみたりして……。

岡崎：私が生前の安先生とたまにお話した印象では、どんなにガードの堅い人でも安先生の前では気を緩めるんじゃないかなって、そういう天性みたいなのを感じました。

香山：一方で安先生にはもの凄く意外な面があってね。安先生を偲ぶ会が神戸で行われた時に、作家の田口ランディさんがいらしていてスピーチをしたのですが、ランディさんはずっと安先生とメールのやり取りをしていて親しくしていらしたそうです。

岡崎：そうだったんですか。

香山：それでランディさんの小説に出てくる精神科医のモデルも安先生らしいのです。小説の中ですから、そこに登場する精神科の患者さんと恋愛感情に陥ったりもして、そのあたりが実際とは違いますが、精神科医ってどんな人種とか、精神科医ってどういう仕事をしているとか、そういうことは安先生から直接聞いておられたようです。

岡崎：映画化もされた「コンセント」ですよね？　とても良心的で常識的で穏やかな精神科医みたいに描かれていましたよね。

香山：そうですね。安先生は、実はスピリチュアルな世界にすごく興味があって、ランディさんも超越的というかスピリチュアルなところがありますから、そこに安先生も関心があったようです。

それでね、安先生がランディさんに言ったのには、解離性障害とか多重人格とかの治療をしていて、どうしてもあと一歩、突き進めないと。そこを突き破って本当の意味の治療をするには、超越的な視点というか、スピリチュアルな視点が必要なんじゃないかということから、その方面にちょっと目を向け始めたんですって。ランディさんをお師匠さんみたいにして、いろいろ教えを請うたり、あるいはランディさんが屋久島とか白神山地とかね、そういうスピリチュアルなスポットに行くと、そのあとに安先生がそこを訪ねたりとかしてね、意外でしょう?

岡崎：確かに……。

香山：私、びっくりしましたね。それで、自分はそういう力が欲しいけれど、どうしても持てないというのがずっと彼の悩みで、ランディさんが屋久島に行ったら僕も行ってみようといって出かけてみたけれども、でも僕にはそこで感じられなかったとかね、他にもいろんなところに行っていて、次は熊野に行きたいと言っているときに病気になったんです。

そしたら彼は、これまではスピリチュアルなものを患者さんの治療のために手に入れたかったけど、自分が病気になったからには、これからは自分の治療のためにそれをしようと思うということで、それで西洋医学による治療を拒否してね、代替医療みたいなものまでいろんなものをやって、それこそ熊野神社のお札みたいなものから何からやって……でもね、ランディさんがそのとき言ってたんですけど、残酷なようだが自分はそういうところにまでは行かないと。彼はスピリチュアルなところから本質的な影響は得られない人だろうと。でもそれこそが彼のよさなのだと……。

岡崎：そこで踏みとどまるというのは、やっぱり……。

香山：いや、踏みとどまるというか、そういう力は獲得できない人だっていうニュアンスですね。ランディさんは、彼はやっぱり誠実な科学者の枠を超えないだろうと直感的に思ったのだそうです。

岡崎：それは否定的というよりは、ニュートラルな評価なのかな。

香山：ただ、このあたりがランディさん独特の解釈なのですが、奇蹟は起こらないというその点が、彼自身には気の毒だけれど、安先生が医者として信頼に足る人なのだということなのだ、だからこそ自分は彼を人間としてすごく信用して慕っていたという話をしていました。私はそんな事情全然知らなかったから、とても驚くとともに深い感動を覚えました。

岡崎：安先生自身も、アイデンティティ探しのような問題をずっと抱えていた人でしょう？ 在日韓国人であり、確かご実家がかつて大資産家で……そんなこんなで思春期からいろいろ精神的に揺さぶられたろうから。

香山：そういう安先生が、まさにトラウマケアみたいな分野に進んで行って。それも阪神大震災前ですよね。

岡崎：そうですね。震災前にPTSDやトラウマの臨床研究を彼は始めてましたよね。それが、震災を契機に本格的に開花する結果になっちゃったんだけどね。

香山：こんな言い方したら不謹慎だけど、よくぞ安先生のおられる神戸に大地震が、と思いましたね。それを言ったらまたスピリチュアルみたいになるけど。トラウマの研究センターもそうやって兵庫にできたわけですしね。なにか宿命みたいな。

岡崎：私は安先生の身近にいたわけじゃなく、学会とかでせいぜい年に何回かしか会わなかったんだけど、とても年に何回かしか会わない人という気がしないですよね。多分、彼と知り合った人は、みんなそういう親密な感覚を抱くんじゃないかな。一種の素質かもしれない。自分は安先生と親しかったんだって懐かしそうに語る人が、たくさんいるんじゃないかと思うんですよ。

香山：そうかもしれませんね。またそういう人が若くして亡くなってしまうというのが不思議とも思えない……。

岡崎：私もね、安先生との大切なエピソードあるんですよ。彼が神戸大精神科の医局長だったときに震災が起きて、自らも被災しながら不眠不休で救援活動にあたって、その何カ月後かに仙台で小さな学会があったときにいらしたのね。そのときに、「震災後初めて神戸を出ました」と感慨深げに言ってた。瓦礫の街からそうでない整った街に来たときの一種の違和感について、のちに本に書いています。そのときに、名物の牛タン焼の店に案内したんです。「こういう庶民的なところに来たかったんだ」とか言って、とても喜んでくれて……そうしたら、それから何年かして重病を患って、その闘病生活の中で奥様に、「もう一度元気になったら家族みんなで仙台に牛タン食べに行こう」と話していたというのを、亡くなった後に奥様からいただいた手紙で知りましてね、涙が止まりませんでした……。

香山：ああ……それはつらいですね……。

「自分探し」ブームはどこへ行くのか

岡崎：故人の思い出話をしていて思ったんだけど、先ほどから、いわゆるうつ病の拡散というか、軽症うつ病領域の拡大というような話をいろいろしているわけですけれども、「うつ」と言っても、どうもその底流に「自分探し」といいますかね、そういうことを求める人が多くなっているような気がするんですけど、どうですかね。いつ頃からなんだか。特に若い世代ですが、それをずっと引きずっているうちに、あまり若くなくなっちゃった人もいますけども。

香山：はいはい。私が高校ぐらいのときかな、河合隼雄先生などが、ユング心理学をわかりやすく解説したような本がたくさん出て、あのときセルフ（自己）っていうものが人間の心の奥にはあって、人間の本当の生きる目的というのは、単なる目先の出世とかではなく、セルフというもの全体の実現ということなのであって、それが何かはわからないけれども、完全に自己実現された姿は一種の曼荼羅のような境地にあるんだっていうようなね。もちろんそれ以前にも、そういうスピリチュアルな精神世界的な認識は、目に見えない自分とか、あるいは精神分析でいう無意識の概念とかあったわけだけど、それらが非常に日本に合う形で融合されて、わかりやすい、曼荼羅とか無我の境地みたいな、日本的でしかもちょっと宗教的バックボーンがあるような形での自己実現とか自己というのが出てきたときには、非常にインパクトがあったと思いますね。

岡崎：なるほど。例えばね、太平洋戦争中の日本の若者たちだって、究極の自分探しをしながら戦地に赴いたんでしょう。南海の孤島で何のためにと思いながら死んでいったり、あるいは志願して特攻機で出撃する。それから戦争が終わって復興して、学生運動が昂揚したときの若者たち、僕らの先輩たちだけどね、彼らにしたって、死に臨んでいたわけではなかったかもしれないけれども、やっぱり強烈な自分探しをしていたと思うんですよ。

だけど、それらが今と違うのは、必ず社会全体の激動とか大状況の中での個人のアイデンティティ探しだったという点ですよ。戦争直後フランスで実存主義が開花し、イタリアで瓦礫の中からネオレアリスモが生まれたのも、そういう精神的土壌だったわけでしょう。

香山：戦時中ならば、おおきみのために死ぬみたいな圧倒的な、それこそ超越的なもののためにというような……。

岡崎：つまり自分が選べないような状況と自己との対峙です。

香山：そうですよね。戦争という極限状況ではないけれども、戦後は戦後で経済復興や社会構造の変動という大きなうねりが起きて、それが学生運動の下地になったりとかいうのはあったけど、その辺が全部終わって……。

岡崎：大きな状況がみんな沈静化したというか、いろんな矛盾や歪みを内包しながらにしても一応の解決を見たというかね。

香山：そうですよね。

岡崎：だから、大状況がなくなっちゃったら、今までそれと懸命に対峙していた「自分探し」の方だけが、いわば宙に浮いた形になって、ワッと顕在化したというか肥大化しちゃったということでしょう。だからスカスカなところがある。

香山：そういう自己実現とか、自分探しとかが出てきたのと同時に、八〇年代的なポストモダンといわれるような現代思想が流行したりしてね、あの頃、ジャック・ラカンとかが、主体なんてものはないとかね、主体が先にあるのではなく言葉が主体を成り立たせているとかね、そういう「私」というものに囚われる欺瞞みたいなことが華々しく打ち立てられて、私なんか、そっちの方にいきなり惹かれた。それも一種の自分探しでしたよね、今考えると。

岡崎：それはお利口さんのインテリ学生たちは、多かれ少なかれみんなそうしたと思いますよ。私もご多分に漏れず「ニューアカ」(ニューアカデミズム)かぶれでしたからね。うちに読みもしないドゥルーズの原書とか、たくさんあるぜ(笑)。

香山：そうそう、浅田彰さんの「逃走論」とかが出て、とにかく大状況から逃げ出して、分子のように個々に生きていくみたいなね、いわゆるリゾーム状にみんなが分散されていくというのも、私なんかは、まさにそういう時代思潮の洗礼を受けたんですけども。

岡崎：スキゾ・キッズってやつね。ヘルメス的に逃げろや逃げろという。

香山：そういう時代が来るんだって、バカバカしいですけども私なんかも思ったんだけど、実際にはそれはホントに一時的な流行みたいに消費されてね。時代全体としては、逆に自分というものへの非常に強い執着というか、こだわりというか、そういう傾向が八〇年代の半ばぐらいから出てきたような気がします。「hanako」という雑誌が出版されて、その中で盛んに、自分へのごほうびを買うとか、自分へのクリスマスプレゼントとかね。

岡崎：香山さんも時々やるでしょう？　やらない？　ボクは自分なりに大きな仕事をやり終えたときとか、いい万年筆を買っちゃったりとかするけど……。

香山：別に、欲しいものを欲しいときに買うんだって言えばいいのに（笑）。欲しいから買うということであって、私への贈り物っていうふうに言わなくてもいいと思うんですけど。

岡崎：だからさ、節目節目で、ああ、自分は一生懸命やったなとか、今日も一日頑張ったなということを目に見える形で自己確認しないと、現代人は不安になるんだってば。何しろ大状況という見える相手がないもんだから。

香山：それはあるかもしれませんね。しかも、あたかも他者からも肯定されたかのようにね、そうやってプレゼントとかいう格好なのが滑稽で。

少し話がズレちゃうかもしれないけど、私の知り合いで、通販をやってる人がいて、頒布会方式という、毎月定期的に来るというあれにすごくハマっているんだけど、それも今回何が届くかわからないというような、あるいはどういう順番で来るかわからないというふうにする方が、若い独身ＯＬさんみたいな層には人気なんですって。現実的な主婦とかだと事情が違うらしいですけども。そうすると、誰かからプレゼントが……それは自分で買ってるのに、ポストを開けたら知らない誰かから贈り物が届いたわ、という気持ちになれるっていうんですよ。

岡崎：そういう幻想の域にまで行っちゃうわけ？

香山：まあそれはまだカワイイほうだけど、社会の中で自分が何をするかとか、社会の中で自分がどういう位置づけにあるかというよりも、自分の内面みたいなものとかね、とにかく「私」というものに対して関心があるというか、執着するんですね。

岡崎：そういうふうに自分探しをするのは、ある意味自由なわけですけども、多分、昔はそういう自分探し問題を精神科医とかカウンセラーに相談しようとは思わなかったんじゃないでしょうかね。ところが今、自分探し予備軍がこぞってカウンセリングルームやら、メンタルクリニックやらを訪れるんですよね。これは狭い意味での病気ではないですから。しかも、人格の偏りみたいな問題があれば、まあ場合によっては治療の対象になるかもしれないけど、そうとも言えない。困りません？

香山：困りますよ。

岡崎：多分、香山さんの外来診療でも、そういう方がたくさん押し寄せて来ると思うんですけど。

香山：そうですね。本当の私とは何かを知りたいとか。

岡崎：それを一緒に見つける手伝いをしてくださいっていう感じですね。

香山：そうです。心理テストとかを受けて、怖いけど本当の私って何か知りたいとかね。八〇年代の終わりぐらいに、『ソフィーの世界』という一般向けのやさしい哲学書みたいなのが話題になったでしょ、あれの帯に、「あなたはだれ」とか書いてあって、内容はっていうと最初にソフィーのところに「あなたはだれ」と書いた手紙が届くところから始まって、読み進むと大したこと書いてないんですけども。

岡崎：自分探しブームにうまくフィットして、洛陽の紙価を高からしめたってやつね。

多重人格／隠された本当の自分

香山：それから、『ソフィーの世界』よりもうちょっと前に、ダニエル・キースという人の『24人のビリー・ミリガン』という、一応ノンフィクションと銘打っているけどちょっとといういう本が出て、あのときにいわゆる多重人格というのが脚光を浴びて。だけどもちろんジキルとハイドの昔から多重人格って……。

岡崎：古典的症例としてはあった。

香山：ありましたけど、それが非常に現代的な装いで出て来て、私は、あの本の解説を最初に書いたんですけど、そのときは、こんなものがどう受けとめられるのか、これはただそういう病気の、病気というかそういう問題を抱えた人が、犯罪に手を染めてしまったという話で、それを一般の人がどう見るのか、同情するのか、それとも許せないというのか、よくわからなかったんですよね。だから、しようがないので、こういう症例は数少ないけど、とかいう当たり障りのない解説を書いたんですよ。そうしたらあれがもの凄いミリオンセラーになって……。

岡崎：当たり障りないどころではなくなってしまったんですね。

香山：それで、編集者に聞いたらとても驚いたのは、どれぐらい本当かわからないですけど、多くの読者カードが、自分もビリーだとか、すごく感情移入して読んだとかね。私としては、もっと面白半分に、こんな奇妙な人がいるのかみたいに読まれるのかと思ったら、これは自分ですみたいな感想が続々届いて……。

岡崎：多重人格的な傾向にちょっとでも心当たりのある生活を送っていた人々が、ビリー・ミリガンを読んでみんな〝覚醒〟しちゃったわけね。

香山：そうなんですよ。

岡崎：譬《たと》えが適切かどうかわからないけれども、有名なタレントとかが摂食障害だってことになると、われもわれもって予備軍がみんなその気になってしまったりね。あるいはアイドルがリストカットをすると、こぞってザクザク切ったり。

香山：ただ、そういう人は、有名タレントとか有名歌手とかっていう元々憧れの対象になる人だったのがそういうことをしたので……というのはあるけど、ビリー・ミリガンなんて最初から誰も知らない人だし、ましてや犯罪者ですからね、憧れの対象なんかになりようもない人なのに。

岡崎：でも、ひとつのシンボルというか偶像になるんでしょう。アイドルって偶像なわけですから、アイドルと大衆の間で、投影と取り入れのキャッチボールを繰り返すでしょ。そうやってキャッチボールする虚像がポジティヴな属性の場合もあるし、ネガティヴな闇の属性の場合だってあり得る。

香山：それは、切り裂きジャックのように歴史に名を留める犯罪者には、誰もが嫌悪とともに「かっこいいな」という憧れの気持ち、「私も実はそういう一面も持っているかも」という同一化の気持ちも抱くと思うんですよ。負のヒーローですね。それが若い女性にも起きたのが、ビリー・ミリガン現象。それまでは問題のない生活を送っていて、どこをどう見ればビリー・ミリガンに似ているんだろうというような人がね、私もビリーだとかというような言い方をしたというのは、非常に驚きましたね。

岡崎：著名人の話じゃなくて、市井の人の話だったのが逆にインパクトがあったというか、私とビリー・ミリガンとは共通しているんだと思わせるのに好都合だったんでしょうかね。

香山：その人たちは、どこが共通しているかというと、本当のところは少しも共通してないと思うんですけど、自分の中に、自分の知らない自分がたくさん眠っているということ。あと、ビリー・ミリガンも、24の人格の中には天才人格みたいなものもいるわけですよね。

天才的に絵がうまいとか、ロシア語の達人とか、そういう、自分も他人も気づいてないけど素晴らしい可能性が自分の中に眠っているというあたりだと思うんですけどね。

岡崎：なるほどね。何かのきっかけで掘り起こされる可能性があるのだと、そこを自分に重ね合わせるのかな。

香山：そうですね。自己実現とか自分探しといっても、なりたい自分になるとか、一〇〇の自分を一一〇％ぐらいにもっていくとかいうことじゃなくて、全く違う自分の可能性とかをね。

岡崎：統合された人格としての自分が少しずつ大きくなっていくとか、連続性をもって発展していくとかいうのじゃなくて、何というか細切れに断片化された自己実現でよしとしよう、という感じなんですかね。

香山：あるいは思いもよらない自分、気づかなかったような特殊な自分とかですよね。誰でもそういう気持ちが多少はあって、例えば、先日テレビで見ていたら、オリンピックの射撃の女性選手で、自分は全く射撃なんか興味もなかったし、やったこともなかったけど、友達がやっているのを見て、見よう見まねでちょっとやらせてとかいってやってみたら、才能あるよということになって、気づいてみたらオリンピック選手になっていたという人がいたんですよ。そんなのすごい羨ましいじゃないですか。自分だってもしかしたらやったことがないことで、例えば色紙にこうやってサラサラって字を書いてみたらすごい上手で才能があったとかね、そういうのがあったらいいなと。あるいはたまたま歌を歌ってみたら、すごく上手かったとか……。

岡崎：香山さんはね、そういう隠されているのがひとつやふたつあるかもしれない（笑）。

香山：それはね、ある朝起きたら私は有名人だったというようなのが、誰にでも願望としてはあると思うんですけども、ある意味でそういうレベルの自分探しですよね。

人はそれをトラウマと呼ぶ？

岡崎：そこで問題は、今話題にしている多重人格にしても、あるいは解離ですかね、多重人格の変種みたいなものだと思うけども、そのような患者さんをたくさん診察なさると思うんですけども、その場合に、病気の原因として、幼い頃の「トラウマ」ですとか、あるいは思春期の被虐待体験とかを、香山さんの場合はかなり重視しますか。

香山：それがあるかどうかを探るかということですか？

岡崎：そうそう。

香山：もちろん念頭には置きますけども、でもそれが見つからないというケースもすごくあるし。

岡崎：そうですよねえ。誰が見ても明白というようなのが見つからないケースの方が多いですよね、どっちかっていうと。

香山：多いです。あるいは、常日頃注意しているのは、患者さんの方がトラウマ関連の情報をたくさん持っていて、幼小児期のトラウマが原因という考え方までも情報として仕入れていて、そういう視点から、私は子供のときに親に愛されていなかった、これこそが原因だとかいう人がいるんですよ。

岡崎：自己申告的にね。それこそいろんなレベルのエピソードが出てくるでしょう。その場合、どの程度までを肯定してあげるんですか？

香山：そこが問題でね、例えばアメリカでもフォルスメモリー（偽の記憶）シンドロームみたいなものがあったり、去年かな、フランスであった大きな事件で、どこかの村で常習的に性的虐待とかも含む児童虐待が行われていて、それで自分たちはPTSDになったということで、親たちを含む村人たちが何十人と集団で告訴されたんですよ。

岡崎：地域の大人たちが軒並み訴えられたわけね。

香山：そうしたら、どうも裁判で、ほとんどが事実じゃなくて、訴えられた人のうち一人か二人、本当にそういう虐待行為をしていた人がいたらしいけど、他の人たちはほとんどが冤罪だったということが判明したんですって。何をもって冤罪となったのかもよくわからないですけど……。

岡崎：フランスですか、ふ〜ん、原告も被告も集団ってのは珍しいかもね……アメリカみたいな極端な訴訟社会だと、一対一のケースは日常茶飯事でしょ。自分が今、解離性障害だとか多重人格だとか摂食障害とかになったのは、誰それから何年前に、場合によっては一〇年以上前に性的虐待を受けたのが原因だと。ところが司法の場でのそういうことの認定範囲があまりにも広がり過ぎたという反省期に、最近では差しかかっているわけでしょう。何でもかんでも訴えたもの勝ちということではなかろう、と。

香山：何とかで訴えられた親の会とかいう組織もあって、そっちはそっちでまた弁護士をつけて、相手の言ってることウソですよねっていう感じで叩きつけているっていうね。どっちがどうとも言えないような現状で。

岡崎：どっちもどっち、と言うとちょっと語弊がありますけども、これはね、裁判になってしまえば、どっちが真実か白黒をつけるという世界ですよね。だけど多くは、何年前の事実認定そのものがそうそう簡単にはできない事柄ですから。そこを曲げて裁判で争うということ自体が、原告にとってメリットばかりではないでしょうし。本人の望むように白黒をつけるためには、全てを白日の下に晒すという本人の望まないプロセスが必要になる。いわゆるセカンドレイプのような……。

香山：でも、ありますか？　そういうケース。

岡崎：ありますよ。弁護士さんから意見書を書いてくれって頼まれることもあります。いつでも何でも引き受けるわけではないけどね。被害者つまり原告側から依頼されることもあるし、加害者つまり被告側から頼まれることもあります。でも考えれば考えるほど、訴訟に馴染まない世界だなって、私は基本的には思っていますけどね。多いのは民事で損害賠償になるケースですけど、最近では刑事事件になっちゃうこともあるじゃないですか。虐待のトラウマによって精神障害という傷病を被ったのだから、傷害罪だということで。

香山：確かにねえ。逆に、自分では解離症状だということもわからないで、もちろん自分から誰かを訴えるとかいうつもりもなくて、何となく抑うつ的な患者さんと思って取りあえず治療していたら、実は人格交代（一時的に別の人格になり代わってしまう精神症状）があって、それでいろいろ聞いてみたら、子供のときにひとりで暴行事件に遭って……ということもありましたけどもね。

岡崎：どっちかって言うとそういう見つかり方をするのが、コアなトラウマ関連精神疾患だと思いますよ。あるいは、誰が見てもこういうひどい事件とか事故に巻き込まれたら精神的に変調をきたすだろう、とわかるような事実があったり。

香山：陰性のトラウマとかっていって、結局、暴行されたんじゃなくて、「愛されなかった」というのに代表されるようなのとなるとねえ……。

岡崎：そうそう、当然受けるべき愛情を私は受けなかった、それこそがトラウマであると。ちょっと如何なものかという域に来てますよ。

香山：それもここまで来ると笑い話なんですけど、私が何人か診た中では、子供の頃に御飯をもらえなかったとかいうのはもちろん虐待ですけど、あと親に愛されなかったとかいうのもまだいいんですけど、例えばピアノを習わせてもらえなかったとかね、プラスアルファがあるはずなのに私はゼロだったとかいうような。

岡崎：兄弟がいて、お兄さんは上等な学校に行かせてもらえたのに、自分は期待もされず塾にも行かせてもらえなかったとかね。

香山：そうそう。プラスアルファを望んでいたのに得られなかったという、それは結果としてはプラスでもマイナスでもないはずなのに、それまでをトラウマというふうに自分で規定して、決定的に自分は傷ついたと言っている人がいて。もちろん本人の心的現実の中では傷ついたのかもしれないですけどね、それは。

岡崎：それはさぞかし辛かったろうねとは言いますけども、ただしそれはトラウマってヤツとはちょっと違うよって付け加えるね。香山さんも言いますか？

香山：医学的にはトラウマとは定義されないかもしれませんけどねとか、それぐらいは言いますけども。

岡崎：聞いていて、俺の方がよっぽどＡＣ（アダルト・チャイルド）だぞって思うケースあるじゃない（笑）。

香山：それを言っちゃうと身も蓋もないけど、確かにそうですね。

岡崎：もちろんそこまでは言わないけどさ。お話を伺いながら心の中で叫んだりしてね。変な話だけど私ね、一応両親の元で育まれましたけども、両親に両腕を引かれて街に飯を食いに行ったとか、遊園地に行ったという記憶が一度もないんです。必ず父親と一緒か、母親と一緒。先週の日曜日は父さんと出かけたから、次は母さんと行く番かなというふうに、自分の心の中で何となく使い分けをしていたフシがあるんです。けっこう屈折してるでしょ？　しかも一人っ子ですよ。それって結構なトラウマで、ＡＣだぞって、香山先生の診察室で堂々と訴えてもいいぐらいなんですよ（笑）。

香山：でも、そうですよね。そういうことを言っちゃうと、日本の昔のオヤジはすぐ殴ったものだとか何とかいう、その子供たちがみんなＡＣとかになっちゃうけど。

岡崎：親の思い入れによる「躾」なるものも、あるいは家風に従うとか、家業を仕方なく継承していくとかいうことだって、全部トラウマの元凶だっていうことにされかねませんからね。

香山：どうですかね、さすがに最近はアダルト・チルドレンとか、ブームが去りつつある印象もあるでしょ。

岡崎：そりゃあ去るでしょうよ。

香山：この間、フェミニスト・カウンセリングの学会があってね、お話ししましたっけ？

岡崎：その学会のシンポジウムに呼ばれたっていうところまでは。

香山：その学会の河野貴代美さんという代表者の方が、『私って共依存かしら』っていう本を出されたんですよ。ところが別に共依存のことを言う本じゃなくてね。「陽のあたる場所から」っていう風変わりなヨーロッパの映画で、精神科の女性研修医が出てくる話があるんですけど、その研修医自身もちょっと内向的な変わった人で、研修をまじめにやってはいるんですけど、受け持ったある女性患者さんが、ドメスティック・バイオレンスの後遺症みたいな状態で、それをケアしているうちに、その女性患者が外国に引っ越すということになって、治療が一応終結するんですよ。ところが女性精神科医の方が、どうしても気になってしまって、その人を追って北欧のどこかまで見に行くんですよ。陰からストーカーみたくね。それはとにかく変わった映画なんですよ。そうしたら、河野さんがそれを日本で取り上げたときに、これは共依存という状態で、精神科医の方も実は患者さんに依存している、というような文脈で取り上げたらね、河野さんも依存とかのカウンセリングをやっている専門家ということで、そういう文脈でちょっと話をしたら、もの凄い反響だったんですって。しかもほとんどは映画の内容についてじゃなくて、私も共依存になっていて、暴力を振るうパートナーに私も共依存しているとか、酷い母親と共依存しているとかっていうのばかりで。でもこれは元々共依存の映画とも言い切れないし……。

岡崎：かなり独特の解釈ですな、それは。

香山：でも、その共依存という言葉にこれほど多くの人が反応するような状況って何かしらっていうような、そういう本だったんですけどね。

岡崎：名づけられることによって多くの人が腑に落ちてね、自分がそうなんだと言い出すということはあると思うんですけどもね。名づけられなかったときには、あるいはその事態を示す名前がなかったときには、自分の苦しみの本体が何なのかを指し示すことができないということが、実は一番の苦悩だったりするから、それがひとつの概念として名づけられると、かなり腑に落ちるということがあるでしょう。そこから問題解決の糸口を見出すという人も確かにいるでしょう。そういう効用はあります。

ＡＣの概念だって、なるほどこれで生きづらい自分の在りようがある程度まで説明できるんだということで、それが将来設計に向けての足がかりになった人たちも大勢いるかもしれないよね。だけどやっぱり、膨大な予備軍というか周辺にいる人々までをそういう名づけの誘惑に引き込んで、覚醒させてしまったという副作用の方が大きいと私は思ってますけどね。

香山：その名づけっていうのも、私もそうなんですけど、多くの精神科医が読み違いをしてたという気がするんですよね。精神科医としては、安易に病名をつけてしまうというのはいけないというか、それこそレッテル張りはいけないというような考え方があって、病名告知の問題だってまだまだ議論されているくらいでしょ、患者さんにとっても、余り喜ばしいことじゃないじゃないかとかね、きちんと告知できるような病名でなければ使わない方がいいんじゃないかとか、そういった遠慮が私もまだちょっとあったんですけど、でも一方で、むしろ名づけを求めている人たちがこんなにいたんだということを気づかなかったんじゃないかなと思いましたけども。

岡崎：ああ、それはありますね。

香山：去年、新潮社から『そのつらさは、病気です』という本が出たんです。著者の西所正道さんはジャーナリストで、つらい症状があるのに、内科を受診するとあんた病気じゃないよと言われてきた人たちが、実は「うつ」だったり慢性疲労症候群だったり起立性調節障害だったり、その他病気の一種なんだかよくわからないようなものまで含んで、「それは病気なんですよ」ということを言う本なんですけど、結構話題になったんですよ。

岡崎：まあそれは、病名がつけば、一旦は安心しますからね。病気のせいであって私の努力不足とかのせいじゃあないんだと、免責されますから。その意味は大きいでしょう。

香山：ただ一方で、岩波書店から小児精神科医が『僕を病名で呼ばないで』という本を出しました。それは、「そのつらさは……」のまさに逆。子供たちにADHD（注意欠陥多動性障害）とかLD（学習障害）とかって名前を安易につけてしまうのはよくない、そういうアイデンティティを与えるのは子供にとっても不利益の方が多いんだというような本だったんですよ。『そのつらさは病気です』と『僕を病名で呼ばないで』と、全く逆の主張のような感じで、興味深かったんですけど。

岡崎：しかも、問題は子供に限ったことじゃないですからね。

香山：そうそう。従来の精神科医の考えでは、人を病名で呼ぶべきではないんじゃないかと思いますよね。いたずらに、あなたは何とか病だよと病名をつけるのは、患者さんにとっても喜ばしくないことなんじゃないかというふうに思っていました。ところが最近は、事態が変わってきた。本人から「私、サイコパスだと思うんですけど」「これ、アスペルガーですよね」と自己申告してくる人が増えました。そこで「大丈夫、あなたそんな診断ではないですよ」と言うと、彼らは「じゃ、私はいったいなに？」と途方に暮れてしまう。

岡崎：私は、精神科医としては割と伝統的枠組み重視派かもしれないですけどね、その立場で言うと、統合失調症であるとか躁うつ病であるとかっていう伝統的な病気については、まずはキチンと診断しようと思っているわけですよ。その上で、こういう病気は名づけられた人にとっても意味が重たいですからね、知れば納得して気持ちの整理がつくという単純な問題では済まない。そこで今度は、どういう段階でどんなふうに告知していこうかと、細かく考えていくわけですよ。ところがそういうコアな精神疾患ではなくて、移ろいやすいというか現代的な病態に対してね、昨日今日流行の概念で患者さんに片っ端から名づけていくというのは、本当にいいんだろうかと思いますよ。医者に名づけられれば腑に落ちる人が多いことがわかっていてもね。だから変な話、ひところACブームの火消しばっかりやってましたよ。

香山：ああ、それはたいへんそう。

岡崎：私が大学病院から精神保健福祉センターに移った二〇〇〇年ころというのは、AC理論が一番隆盛だったんですよね。斎藤学さんの本とか飛ぶように売れていてね、一種の社会現象でしたでしょ。だから、精神保健福祉センターとか保健所の心理職とかでも、AC教の信者とまで行かなくとも、AC理論がかなり刷り込まれている人がいたんですよ。それを〝脱洗脳〟するのが結構大変でね。

香山：どうやったんですか？　その脱洗脳。

岡崎：それは、オレがダメだと言ってるくらいだからダメだってね（笑）。まあそんなに暴君的にじゃないけど、いろいろね。ハッキリ言ったのは、あれは医学的な概念ではないよと。だからカルテの診断名とか保険診療上の傷病名にはなり得ないものだと。しかもすぐに自己増殖する概念だから注意しなさいと。だから、患者さんとして現れた人が、自分の苦しみを理解するためのひとつの道筋として言い出すのであれば、治療者としては軽く肯いてあげるというくらいのものであって、治療者の側からそれを持ち出して患者さんを引っ張り込むのは筋違いであるというふうにずっと言ってきたんですよね。

香山：結局、思春期、青年期にかけてとか、さらに上の年代になっても、親に何をされたかとか、子供時代、親にどう言われたかとかということになると、やっぱり非常に敏感なわけですよね。

岡崎：そうですよ。時代が少しくらい変わったって、その敏感さは変わらないはずなんです。だから言葉は悪いけど、そこにつけ込むのは、ちょっとスキルのある精神科医や臨床心理士にとっては、ある意味たやすいことです。

香山：一方でね、『日本一短い母への手紙』が出たあとで、『日本一ひどい親への手紙』という親への恨みつらみを書くという逆バージョンも出てかなり売れました。もちろん親子の葛藤とかドロドロというのは、時代が変わってもいつでもあるんでしょうけど、それを表立って言うことが社会的に解禁されたというムードもあったと思うんですよね。

岡崎：やっぱりゆとりができたということかしら。時代が行き詰まったというよりは、ゆとりのファクターが大きいと見ますね。親子の愛情を日々確かめあってるヒマなんかない時代がずっと続いていたわけでしょう？　親は子供に食わせるのが精一杯、子供もうじゃうじゃいる兄弟とオヤツを奪い合うのが精一杯って。それに比べればねえ。

香山：あと、いわゆるアメリカンファミリーじゃないけど、親子仲よく、いつも愛してるよと家族で言いあって確かめあうみたいな、そういう家族像がかなり定着して。

岡崎：やっぱり戦後のアメリカ型民主主義の影響がジワジワ出てきたということもあるんですかね。

香山：そうですね。それで、あとは自分でもいつも思うんですけど、親の方もね、いわゆる老け込まなくなったので、かまどが変わるというんですか、代替わりして、子供世代が大人になって家督を譲ってもらい、すると親は隠居みたいになって、おじいちゃん、おばあちゃんって言われるっていうような、そういう代替わりの仕方がなくなってきたと思うんですよ。

岡崎：なるほど。年配になった親も、社会的な活動がまだまだ続いているだろうし。

香山：私の親は七〇代ですけど、まだまだ気も若いわけですね。多分昔の七〇代に比べれば全然。いつまでもいい歳して、私も四〇代後半になるのに娘は娘みたいな感じで、私も子供がいないから、いつも子供という位置づけなんですよね。親も別におばあちゃん、おじいちゃんでもないから、いつまでもパパとママみたいなね、それがずっと並行移動して何十年も同じ構造で続いていっちゃっているわけですよ、核家族的な構造が。そうすると、節目も何もないので、私もこの前こんなことを言われたとかいって、実は、三〇年も前のことだったりして。

岡崎：大体そういうことを思い出すときっていうのは、自分が大人になって、もう親の墓参りをするころになって、そういえば昔こういうことを言われたなって回想するような……ところが今は、延々と、つい昨日も親にそういうことを言われたみたいなのが続いちゃうんですね。

香山：親を乗り越えもしないから、せいぜい繰り言を言うしかないというかね、愛されなかったとか、こうされたかったとかって言うことで、親にまとわりついてるというか。こんなこと言ったら本当に親から虐待されている人には申しわけないんですけど、小さな子供が、お母さんこっち見てよみたいな感じのまま大人になった人もたくさんいると思いますね。いつまでも親との間で関係をつなぎとめておきたいんですよ、やっぱり。もうそれが、こうしてくれなかったじゃないか、あんなひどいこと言ったじゃないかというレベルのことでもいいので。

岡崎：そういうたぐいの相談が診察室に持ち込まれたときに、精神科医としてはどうするかですよ、問題は。

香山：そうですよね。ある先生は、バカにするっていう、これはひとつの技術というか、そういう形で、鼻で笑うと。

岡崎：それは問題になりません、と、やんわりいなすのね。

香山：そんなことは全然大したことじゃないじゃないかみたいな感じで。こっちのキャラクターも、そういう言い方をしても憎まれないようなキャラクターじゃないとできないと思うんですけど、全く相手にしないっていうような。

岡崎：それは治療の対象じゃありません、と言うのも、言い方によっては角が立つからなあ。

香山：そうそう。そんなの全然問題じゃないよみたいに言うときに、多分、上手に励ましもしてると思うんですよ。

岡崎：相手が伝えようとしているものを受け止めながら、その思い入れを尊重しながら、しかも治療の対象外ですから自分で考えなさい、サヨナラと。

香山：すごい離れ業だと思うんですけども。

岡崎：私もそんなことができるようにしたいと思いますね。

香山：私の勤務しているクリニックは「女性専門外来」を開設しているのですが、そこには各医療機関を回った人たちが、「最後にここで」とやって来られるので、「あなたには治療は必要ないですよ」と言いづらいんですね。

岡崎：ここはそういう種類の相談にも乗るところですよって、ある程度割り切った設定をすれば、それはそれでいいんじゃないでしょうかね。ただ、医療の枠でやるとなると、どういう病名をつけて保険診療やるのかっていうのが問題ですけどもね。それこそうつ病というユルい枠が、そういう域にまで止めどなく広がっちゃうかなって。うつ病の診断基準なんて、DSM-Ⅳ（アメリカ精神医学会が策定した診断基準）とかICD-10（WHOが策定した国際疾病分類）とか使ったって、かなり広い範囲の人をうつ病って診断しても間違いではないようになっていますから。

しかも、そういう広義のうつ病に入るような人って、あちこちのクリニックで、あなたはパニック障害かもしれないと言われたり、強迫性障害かもしれないと言われたり、いろいろ〝遍歴〟していることが多いでしょう。ホントのところ私どうなんですかと言われたときに、ちょっとづつそれらしい症状のエピソードが過去にあったりすると、どれも誤診でしたねとは言えませんからね、困った挙句、典型的なうつ病ではない「抑うつ症候群」

ですね、とか説明したりしている。

しかもそこで、岐阜大学精神科の高岡健先生の製薬資本謀略説ではないけれども、今並べたいろんな病名だと、大体抗うつ薬が効きますってことになってるじゃないですか。抗うつ薬、特にニュータイプの抗うつ薬の保険適用疾患がどんどん拡大して認可されるようになってきましたから。これは製薬会社は笑いが止まらないと思うよね。そうしたら先日、MR（製薬会社の営業担当者）さんが、「このたび、社会不安障害（社会恐怖）にも、わが社の抗うつ薬の適用が認可されました」って満面の笑みで説明しに来ましたよ。ついにそこまで来たかと思ったな。アメリカで社会不安障害ってどういう人たちか詳しく知りませんけど、今の日本の状況で社会恐怖とか社会不安障害というのを積極的に診断しようとなったら、いわゆる「ひきこもり」の人たちがかなり当てはめられることになりますよ。

香山：中には、ニートの三分の一は実は社会恐怖という病気なのだ、という観点から治療している精神科医もいますよ。「そのニートは、病気です」というわけです。

岡崎：うーん……一部は確かにそうでしょうよ。治療の対象になる人も一部にはいるでしょう。一方で、社会恐怖にはSSRIが効きますと。そうなると、ひきこもりで社会恐怖とか社会不安障害とか病名づけされる人には、SSRIを一度はのませてみる価値があるということになる。理屈上は大手を振って処方できますね。保険診療の適用疾患になるというのは、錦の御旗ですから。どうも何かその辺で、見えざる力に引っ張られているような気がしてならないですよね。

ひきこもりのうち治療対象となる精神疾患の人は一部にすぎない、また、ニートとひきこもりとは違う、そういうこともだんだんと理解されてきてはいますが、まだまだね。

男社会崩壊のなかの女／男

香山：話は少し変わりますが、ACとかトラウマということにこだわる人って、やっぱり女性が多いですよね、圧倒的にといってもいいかな。私は、今、女性外来というのをやってますけど。
岡崎：あと、誤解を恐れずに言えば、女性性のまさった男性にも多いでしょう。
香山：つまり、その辺でジェンダーの問題と関係しているというか。
岡崎：やっぱりあるでしょうね。ただね、女性性のまさった男性と今言っちゃったけど、男性でそういう課題を引きずる人というのは、かなり広い概念としてのトラウマとかACの話をしたがるんですよね。さっきも少し触れたけど、家業を無理矢理継がされた苦悩を親は知らないとか。兄弟と比較してないがしろにされたとかっていうような。女性と違って性的虐待とかの対象にはなりにくいので、それ以外の辺縁的な状況や体験を自分の思い入れに引き込むんでしょうね。

香山：ただ、若い女性、いわゆる女の子というのは、それまで男並みに勉強しろ、勉強しろって言われて、それで私の人生は目茶目茶になった、もっと女の子らしく育ててほしかったという人もいるし、逆に、女だからということで、やりたいことも全部止められたっていうような昔ながらの……。

岡崎：女が勉強してどうする、式の。

香山：そうそう、そんな言われ方をして育ったとか、あとそれこそ早く結婚しろみたいに言われたって、それで自分らしく生きられなかったという人もいるんですけど、いったいそれってどっちだったら……。

岡崎：じゃあ、どうしてほしかったの、ということになりますよね。

香山：だから、もちろん人それぞれだと思うんだけど、これだけ女性も自由になってきていると言われているけど、いざ娘をどう育てるかということに対して、それぞれの家庭によっても揺らぎがあったり、受けとめ方も違ったりという、日本の社会の中でまだそれがちゃんと定まってないんじゃないかと。

岡崎：日本の社会自体が、そのあたりについてどっちに転んだらいいか、もがいているところなんでしょうね。

香山：国全体でもそういう点に関してはこれまで「よきにはからえ」「自己判断で女性も社会進出をどうぞ」だったのに、ここに来て急に「やっぱり少子化、非婚化は困る」と言い出して、あわてて対策を講じようとしているわけでしょう。

岡崎：次の落とし所が見えてこない微妙な時期なんでしょうね。

香山：そうですよね。

岡崎：こういう微妙な時期って、何かのきっかけでドッと雪崩をうって一方に傾くという危うさがありますよね。小泉流新自由主義の影響って、いろいろな面でかなり大きかったかなと思いますよ。それこそメンタルヘルス関連の領域にまで、深い影を落としているんじゃないかと。

香山：それでも男性の場合は、理想的な人生のコースみたいなイメージがまだあって、いい大学に行って、いい会社に勤めたりしていれば、これでよかったんだみたいに納得できるし、周りの人たちも喜んでくれるところもあるから、もっとこうしてくれればとかっていうことは出てきにくい状況なんだと思うんですけど、多分これから変わってくるかもしれないですよね。

岡崎：道なき道を切り拓いて社会進出した女性の方が、無自覚にノホホンと社会に出ている男性よりも精神的にはタフですよね。鋭敏さにおいてもまさっているという意味も含めて。

香山：いわゆる意識が高いというかね。

岡崎：それ、私もいろいろ考えたけど、やっぱり女性の方がアイデンティティを形成する過程で、好むと好まざるとにかかわらずいろんなものを「諦める」わけでしょう。これは何というか、すごく複雑で大人のプロセスですよね。仕事のキャリアを選んで結婚を諦める女性もいるだろうし、キャリアを諦めて良妻賢母に納まるとか、いろいろですよね。

香山：最近の「婦人公論」で佐藤ゆかりさんが、私は子供を持つ幸せは仕事のために捨てましたみたいに言ってましたけどね。

岡崎：典型ですね。それに比べて男性の方はっていうと、男性が男社会の中で自己実現していくのって、諦める過程じゃないんだよね。

香山：そうですよね。

岡崎：獲得していくんですよ。ゼロからひとつひとつ獲得していくということなんですよ。だから、ひとつ獲得した人よりはふたつ獲得した人の方がよくやったと自分でも思えるし、人からもそう見られるという価値観なんですよね。女性は、捨てたり削ったりしていかざるを得ないですよね、新しいステップに進むためには。当たり前のように名前まで捨てないといけない。自分が三〇年近く親しんだ岡崎だったら岡崎という姓もスパッと切って、別の姓になるとかね。あの心理的切り換えは、男性には至難です。そんな心の準備というか訓練を全然してないですから。だから、たまに奥さんの姓を名乗る男性の場合、かなりアイデンティティが揺らぐみたいですよね。

香山：今、それこそリストラとかでうつになったり自殺してしまう男性が多いことが問題になっていますけど、パートで働いている女性と話していたら、私たちなんてそんなの日常茶飯事だと。明日からもう来なくていいとかね、そんなのでいちいちうつになったり自殺していたら、体が幾つあっても足りやしないとかって冗談交じりに言ってましたけど、確かにそうですよね。

岡崎：一般的には女性の方がしたたかですよ。

香山：そうしないと生きていけないわけですよね。そこでいちいち自分の根幹が揺らいでしまったとか何とか言ってたら、もう生きていけないから。

岡崎：諦めたり喪失したりを繰り返す中で、心理的に切り換えて生きることを身につけるのでしょう。

だから、先ほどのうつ病の軽症化という話に戻しますとね、未熟型うつ病であるとか、逃避型うつ病であるとかっていうのは、男性に多いわけです。しかも、それなりの教育を受けたり、それなりに恵まれた養育歴をもった若い男性社会人に多い。日本の男性の精神的なもろさが、この一〇年くらいで急速に表面化してきたのかな。

香山：一方で、本来したたかであった女性は、柔軟で状況にうまく適用しながらやっていけるはずなのに、どこかで転げ落ちたようなことを持ち出さないと自分の人生、説明つかないみたいなことになるのかもしれない。

岡崎：男性も女性も総じて精神構造はヤワになっていると思いますよ。で、どっちがよりヤワになるスピードが早いかというと、男性の方がだいぶ早いという気がしますね。だって、さっき香山さんも言われたけど、終身雇用制が揺らいだとか、そんなことくらいで女性たちはあたふたしませんよ。ところが男性の方は、それなりの会社に入れば絶対に揺るがないと信じていた基盤ですからね、それがグラッと来たので、うつ病になったりしますわ。

「ジジョ」／スピリチュアル系／自己啓発セミナー

香山：なるほどねえ。ところで、岡崎先生のおられる精神保健福祉センターみたいなところでは、自助グループみたいなのはいろいろやっているんですか。

岡崎：例えば、何の自助グループ？

香山：摂食障害とか、ひきこもりとか、依存症とか。

岡崎：ああ、それねえ。「ジジョ」を「公」がお膳立てするというのは、加減がなかなか難しいんですよ。行政とかが音頭を取ったら、マヤカシの自助活動になる危惧もありますから。それと、どういう範囲のものをどのくらいサポートするのがいいかという見極めがまた難しい。私のところは公的な機関ですから、つまり税金で運営しているわけですから、誰が見ても間違いがないストライクゾーンをまず打つっていう基本的スタンスがあります。あとは逆に難しい問題で、民間の機関がなかなかやれないものとかね。だから、世の中にはいろいろな新手のメンタルヘルスのニーズがあることは承知しているけれども、公的機関としては何にでも手を出すというんじゃなくて、敢えて慎重にしている場合もあります。

例えば、ひきこもりの方々のご家族の自助グループとか、そういうのはお手伝いしてますけどね。あと、自死遺族のメンタルケアなんていう分野も、今後テコ入れしなきゃいけないでしょう。だけど自称ACの方のグループセラピーとか、そういうのはあまり手を出さないことにしています。それは、特に都市部であれば、民間のカウンセリングルームとかでそういうのが得意なところもあるから、ある程度お金を払ってそういうところを利用してごらんなさいと言ってるんですけどね。

今の精神科医や精神保健の専門家は、来るものを何でも抱えてしまうというのではなくて、あなたは狭義の治療の対象とは違うから自分の力で考えてごらんということを伝えるようにしなければいけないと思いますよ。それをキチンと伝えるために自分の持っている技術を使うことも考えないと。

香山：私、ずっと言い続けていることがあって、駅前かなにかに観光案内所みたいな心のインフォメーションセンターがあって、そこで「あなたはどこに行きなさい」と振り分けるようなところですね。ただ、そうだとしても、精神科以外にどこに振り分ければいいのかわからないけど。

岡崎：ある意味、入り口でトリアージュ（振り分け）する人が、一番技術を持ってないと難しいですよね。一旦振り分けちゃったら、なかなか戻れないですからね。大学病院とか総合病院で総合診療部という振り分け部門を設けるのが最近の流行だけど、そこを担当する医者は、一流の人じゃないとやれないですよね。

メンタルヘルスのフィールドも、一流の人に振り分けして欲しいよなあ、ホント……。

香山：最近は、ちょっと怪しげな催眠療法とか、スピリチュアル系のカウンセリングルームって、すごく多いですよ。

岡崎：特に大都市圏には、いろんなものが玉石混交でたくさんあるでしょうね。

香山：神戸とか、すごいですよ。そういうネットワークもあるし。いや、仙台とかでも絶対ありますよ。ちゃんとした治療施設とうたってなくても、ヒーリングルームとかいう触れ込みでやってると思いますけど。

岡崎：うちのセンターに相談に見える人でも、最初に来たのがここですという人の方が少ないかもしれませんね。初めからそうはおっしゃらないけど、話が進むにつれて、実は以前こういうところに通ってたとか、毎週新幹線で東京まで行って、何とかカウンセリングルームに、一〇回分前払いして通ってみたんですけどとか、そういう方々もおられますよね。

香山：カウンセリングどころか、霊感、霊能師とかすごく流行ってますよ。先生はどう見ますか？　スピリチュアル・カウンセラーみたいなの。

岡崎：さっきの香山さんの話でいえば、優しく鼻で笑っているけど。

香山：ああ、そうですか。でもね、もの凄い影響力ですよ。江原啓之さんなんて、学生二〇〇人ぐらいにオーラというのを信じますかと訊いたら、九割が信じると回答してきて、信じないというのは四人ぐらいで、あとわからないというのが数人で……すごいですよね。

岡崎：結局のところ私は、その世界は自分が関与するフィールドじゃないっていうふうに自己規定してます。そうでないと……。

香山：でも、相手にしてみれば、我々も精神カウンセリングとかだから、そんなに違わないだろうっていうか、類縁のもので、たまたまこっちに来たぐらいに思っている人もいるんですよ。

岡崎：なるほどねえ。

香山：ただ、こっちも、「先生は目に見えないものを信じないですか」とか言われて、「いいや、信じられません。こっちは一応科学ですから」みたいに言い切るのも、それもちょっと違う気もするしね。

岡崎：科学や医学の力で何でも説明できるわけではないと思うよ、とは言いますけどね。でもわからない部分が何によるのかとか、超自然的なものかどうかというのは、回答保留しておきますね。

香山：でも、ビジネス本でもアメリカの心理学を取り入れた、といった営業術が大人気です。とくに「NLP（神経言語プログラム）」という潜在意識に働きかける理論の人気が高い。そういう本はかなり怪しげですが。

岡崎：ただ、占いとか霊感みたいな姿かたちをしているけども、中を見てみると、通俗心理学みたいなのを利用したようなことで、誰でもある程度は思い当たるように書いてあったりするんじゃないですか。

香山：ただ、この人が師匠みたいにしている人は、非常にスピリチュアルなアメリカ人で、人間の潜在意識は皆つながっているとか、オーラじゃなくてエーテルって言っているんですけど、それが出ているとか。

岡崎：エーテルか……そりゃまた古色蒼然たる概念だね。

香山：そうそう、それを読む。その人から出ているエーテルを読むのがビジネスの究極の成功法だとね。だから話し方も古風、みたいな。

岡崎：そこまでいくと、ゆかしい伝統すら感じさせるねえ（笑）。

香山：ただ、この石井さんという人は、日本にいるときはそういうことを全くおくびにも出さずに、非常に科学的なビジネス術なんだということをうまく言っているという。だけど、この人が東京ドームとかで高い入場料を取って、講習会をやるらしいですよ。それがいつも満員になるらしいですよ。

岡崎：ふーん……。

香山：それとか、これはいわゆるネットワークビジネス、ネズミ講のマニュアル本なんですけど、こういうのも普通にオシャレな億万長者になる本みたいな感じで出てるんですけど。

岡崎：それに本格的に取り組もうとすると、かなり投資しなきゃいけないわけでしょう？

香山：お金かかりますよ。しかも本人は必ず破産しちゃう。ネズミ講だからね、必ず破綻するんですけど。

岡崎：ネズミ講はまあ別としても、大体の自己啓発セミナーとかって、前払いで結構高額でしょ。

香山：ビジネス、プラス、いわゆる自分探しですね、それをひっくるめて自己啓発。そういうのに出会ったあなたが奇跡だとかね。これはあなた自身を高めるものだみたいな、お金儲けだけじゃなくて自分探しもできると。お金儲けと自分探しとのセット。ちょっとした心理学的な物言いと合わさったものですね。

岡崎：通俗心理学的なクスグリを適当に混ぜてあるわけでしょう。

香山：それとスピリチュアルですかね。それを混ぜたものが、今、本屋さんにたくさん出てたりして、あるいはビジネスでそれが応用できるとか言われているんですよ。私、ある人から、日本精神神経学会とかのちゃんとした学術団体が、こういうのは精神医学や心理学とは関係ないから信じるなっていう意見表明をしなくていいんですかとか言われたことがあって。

岡崎：うーん……今度、理事会で言ってみましょう(笑)。

香山：江原啓之さんは、例えば家族を失った人に対して、あなたの死んだ子供は天国からあなたに感謝していますよとかいって、そこまではグリーフケアでそれはいいんですけども、今の大学生に、例えば、死後の世界はあると思うかとか、生き返ることがあると思うかとか、そういう調査したら、うちの学生がとりわけバカということじゃなく、どの質問にも半数以上がイエスだったたんですよ。

岡崎：なるほどね。飛ぶ鳥落としている細木数子さんとかのコメントを聞いていると、あなた死ぬわよ、霊がついているから、とか最初に脅かすけれども、だからあなたはこうこうしなさいという後段の部分は、大概常識的というか道徳的なことなんです。鰯《いわし》の頭を拝みなさいとかは決して言わない。だから、誰が聞いても、スッと得心がいくというか、確かにそうしてこなかった自分がいると思い当たるところが、素晴らしく上手だと思うね。

香山：江原さんもね、言っていることは普通なんですよ。親を大切にしなさいとか、今やっている仕事をきっちりやるべきですとか。

岡崎：やっぱり通俗心理学と公衆道徳を少しずつ使って。

香山：それはあなたの守護霊もそう望んでいるからって、その最後の理屈づけのところがちょっとそういう言い方をしているだけで、言っている内容はまっとうなんですよ。ただ、そんな霊的なものというのが、ゴールデンタイムとかでそこまで堂々とやられていて、しかもすごい高視聴率で、番組作っている人たちも、こんなのやってていいのかよって思いながらも、視聴率高いから続けているって言うんで、それはどうなんですかと疑問を呈したんだけど。

岡崎：しかもね、かなり勉強したインテリジェントのような人たちも、そういうのにスポッとはまったりするわけでしょう。

香山：そうですよね。それで、こっちとしてもとても複雑な気持ち。ちょっとそれは違うんじゃないかと言ったら、だって心の専門家、魂の専門家でしょって言うから、それはそういう言い方もありますがねと言ったら、どこが違うんですかとか言われて、そう言われるとこっちも……。

岡崎：そうか、香山さんは、それにつき合わなきゃいけなんだ、それはやっぱり大変だな。

香山：河合隼雄先生だって、谷川俊太郎さんとの対談集『魂にメスは要らない』がベストセラーになるなど、「魂」という問題を重要視してきたわけですよね。そのときも、医者は病気ばかり診て人は見ない、細分化が進むばかりで、その人をひとりの人間として全体的にとらえようとしない、と批判されたわけです。それが進んだのが、「じゃ、あなたを前世やオーラまで含めて全体で見ましょう」という今のスピリチュアルブームだと思うんですよ。

岡崎：もともと臨床医学なんて純粋科学ではないしね。だからといって超自然的な占いとか宗教とも区別されなければならないというのがあった。つまり実学なわけですから、理屈が完全にわかっていなくても、こうやれば治るっていうのは道具として使ってもいいわけですよ。問題はそのバランスだと思うんですね。だって、そうじゃなきゃ神経症の人を薬中心で治療するということは原理的におかしいはずだし、あるいは統合失調症の人への精神療法という発想も本当はおかしいことになる。でもそれを臨床現場では、当たり前のこととしてやっていて、ある程度結果を出してるわけですよね。ただ、複数の枠組みの間で取り入れたり相互乗り入れするときに、どのあたりまでというバランスだろうな。

臨床心理士の業界

岡崎：関連しますが、精神科医の業界が存在する一方で、本来は協力し合わなきゃいけない存在として、臨床心理士の業界がすごい勢いで拡張していますよね。そこでお互いにどう棲み分けるかというね。部分的にオーバーラップしながら棲み分けるのだけれども、今のところあまり仲がよくなかったりするわけですよね。このままいくと、お互いにとっても、もちろんユーザーにとっても、不幸な結果になるんじゃないかと思います。

香山：何で仲が悪くなっちゃったんですかね。政治的なもの？

岡崎：政治的なという意味合いも含まれるけど、制度的な違いがまず大きいですよね。医者のほうは、西洋ならヒポクラテスの古代から、日本だって薬師《くすし》の昔から、プロフェッショナルとして確立していたわけですよ。国家資格としての歴史だって、明治近代国家の成立と共に古い。しかも人の体を切ったり刺したりしても犯罪にならないという究極のライセンスですからね。看護師の免許だって、医者より修業年限が短いというだけで同じです。一方の臨床心理士は最近までずっと資格制度がなくって、国家資格となると、今もまだないわけです。そういう違いがまず厳然としてある。だから、治療のプロセスに臨床心理士が関わろうとも、診断とか治療方針の決定とかの節目節目は精神科医の領分だという構造があったわけでしょう。

ところが、そういう医療のシステムだけでは診きれないケースがどんどん医者のところに来ちゃうので、最初のうちは医者が診れない部分、時間が足りなくて診れないというのも含めてね、その部分を臨床心理士さんたちが補完していたんだけども、そうするうちにだんだん彼/彼女らの側が実力をつけてきたということでしょう。何しろ修行する過程ですごく努力して、大学院まで出たりして自分に投資している人たちですからね。あと、医療以外の教育とかの領域で、例えばスクールカウンセラーとかで、心理職が活躍する場が飛躍的に拡大してきた。医療業界が知らないうちにというかね。

香山：そうですね。従来はどっちかというと医者がオーダーした心理検査をやるみたいなね。

岡崎：そうそう、テスターだけだったんだけども。その枠を自分自身は医者だったフロイト先生がすでに破っていたということかもしれない。治療技術としての心理学に道を拓いたということで。それから一世紀以上経つわけですから、もう少し臨床心理士の業界と精神科医の業界が話し合いをしていかないと。

香山：私も今の大学で臨床心理学を教える関係でね、私も実は臨床心理士なんですよ。

岡崎：そうなんですってね。この間、資格試験を受けたって言っておられたから。

香山：まあそういうわけで試験を受けたわけですけど、でも臨床心理業界の中でもいろんな問題があって、まだ心理臨床何とかと、こっちから見るとどっちもどっちみたいな分派問題があって。

岡崎：それそれ。日本臨床心理学会というのがもともとあったんです。それが学園紛争の時代にイデオロギー闘争とかの影響を受けて、そういう方向と距離を置きたい人たちが独立をして、日本心理臨床学会というのを立ち上げんだね。「臨心」と「心臨」ね。そしたら、河合隼雄先生を旗頭とする心理臨床学会の方が急成長して、資格制度もそちらが事実上の核になって創設して、仕切っているわけですよ。だから、会員の数も、臨床心理学会は数百人とかそんなで、それに対して心理臨床学会の方は、毎年何千人ずつ膨れ上がって、間もなく二万人じゃないですか。

香山：家元制度みたいなものですよね。年会費は必ず払わないきゃいけないし、それにかこつけたことみたいですけど、点数制みたいでね、そこが主催する講習会を受講しなきゃいけないんですよ。そこでももちろんお金を払うじゃないですか。すごいですね。それで試験となるとまた三〇〇〇人とか受験するでしょう。その受験料も三万円とか取られるから、それだけでも一億円か、とか計算して……。

岡崎：それで誰か個人が儲けるわけじゃないですけども。資格制度ってのはいろんな意味で恐ろしいですよ。そうやって回しているうちに、何のための制度というのが曖昧になって、制度の維持・拡大が自己目的化したりしますから。自己増殖するための運転資金が一億円ということで。

精神科医業界の基幹学会である日本精神神経学会だって、長年の議論の末に一昨年やっと学会専門医制度を立ち上げましたよね。そうしたら途端に、会員数が二〇〇〇人増えちゃった。ずっと九〇〇〇人台の微増で推移していたのがね。去年から今年にかけていきなり一万二〇〇〇人に増えたんです。特に若い人は、目の前に資格制度があれば、迷わずサッと取りますから。

香山：今回臨床心理士の試験を受けてみて、ああいうところって、私たちから見るとちょっと怪しげな感じがしていた部分が、初めて実感としてわかったというか。

岡崎：何しろ臨床心理学にはいろんな流派があるわけでしょう。日本でも、大学院でお師匠さんが誰でしたかってことが結構重視されますよね。指導教授がロジャーズの流れでとか、ウィニコットの末流でとかね、そのこだわりはよくわかるわけです。この先達がこういう概念を用い始めたことに我々は基礎を置くんだということでね。

しかし、これがスタンダードな臨床心理士だということを市民社会に認めさせるには、流派によらずおさえておかなければならない知の大系というかね、それを提示できなければならない。それがなかなか作れないんだと思うんですよ。例えば精神分析を学んだ人と、行動心理学を学んだ人との共通の知的基盤は何かってことですよ。「自我」っていう概念をどう位置づけるかとか、「発達」っていう概念をどう位置づけるかとか。あと、こういうときにはこれは絶対やっちゃいけないとかね。こういうのって、枝葉の問題ではなくて、ミニマム・リクアイアメントでしょう？　それがなかなか合意形成できないうちは、国家資格化に届きそうで届かない。

医師の国家資格の方は、何だかんだいってミニマム・リクアイアメントの集積なわけです。精神科医だって外科の急性腹症を見落としたら訴訟に負けますとか、こういう合併症のある患者にこの薬は絶対に使っちゃいけない（禁忌）とかね。臨床心理学の業界でそれに当たるものを明確に示す必要があると思うんです。

このところ国会が開かれる度に、心理職の国家資格化法案が議員立法で提出されかかっては頓挫するけれど、単に政治的な駆け引きでとか、医者の業界の横槍で実現しないとかいうのじゃなくて、根っこのところに、技術体系としての成熟度の問題があるのではないかと私は思います。

香山：臨床心理士っていう名称ではなくて、なんて言いましたっけ？　医療何とか……。

岡崎：医療心理師。つまり、臨床心理士業界全部のコンセンサスを得て国家資格化を要求するのは難しいから、とりあえず医療に関わる心理職を資格化しておこうということで。四年制大学卒でいいけど、ただし医師の指示のもとに治療の一部を担うということですから、これには医師の風下に立ちたくない人たちが猛反発しました。今ある臨床心理士のほうは、原則として大学院卒以上を要求しますから、同じ心理職の中の階層分断化の問題も生じますしね。

香山：私のところでも、臨床心理士のカウンセリングは自由診療（保険適用外）でやっていたんですよ。五〇分八〇〇〇円とか一万円ぐらいで。それを私たち医者のほうは保険診療だから、一緒にできなくなっちゃって、非常にやっかいですよ。だから、どうしても一緒じゃなきゃいけない人は、医者がオーダーしたという形で臨床心理士によるカウンセリングも保険の中でやって、そうなると報酬的にはほとんど持ち出し部分になっちゃうので、それじゃダメな人は、よそに行って下さいと言わなきゃいけなくなる。それで、同じ病院の系列なのに違う会社みたく、何とか心理センターとかつけて、そこでカウンセリング部分だけやっているところもあるらしいです。

岡崎：東京あたりだとカウンセリングルームの相場は四〇～五〇分くらいで何千円ぐらいかな。

香山：一万円前後じゃないですか。私のところは八〇〇〇円ですね。

岡崎：精神科医だって、と言ったら変だけど、患者さんの話を聞きますよね。精神療法っていって、一回やると四〇〇〇円くらいですね。だけど健康保険が効きますから自己負担は千何百円くらいです。だから患者さんのほうも、月二回くらいならまあ払ってもいいかなと。ところが、病院でもクリニックでも、精神科医は一日何十人も診るわけですよ。多いと一〇〇人近くとか。そうなると、一回千何百円はともかくとして、たった五分しか話を聞いてくれないのは納得できないとなる。変わりないですねと訊かれて、薬を出されて終わり。精神科なわけだから、患者さんの方は積もる話がたくさんある。

というわけで、その部分を保険適用外なので料金は高いけれども、キチンと予約して一定の時間を確保してカウンセリングの専門家に聞いてもらうというような役割分担は、これは自然な流れだと思うんですよ。一定の技術を保障するお金ということであればね。

ただそうなると、保険外診療のカウンセリングを一回一万円近く払って毎週来れるような人というのは、同じ心の悩みとはいっても経済力のある層ということですね。お金のない人は保険診療枠で医者が診て、というおかしな構造です。笑えない話だけど、民間のカウンセリング・ルームに相談したら、まさにカウンセリングの対象になるような人だったんだけれど、お金があまりない。そうしたら、あなたの場合は精神保健福祉センターに行きなさい、臨床心理士さんもいるし、タダでカウンセリングしてくれるからと言われたって。

香山：ああ、あるでしょうねえ。だから、私たちの臨床心理士養成の指定大学院だと、学生の実習をさせなきゃいけないから、必ずそういう相談室を備えて一般にも公開しているんです。そこだと三〇〇〇円とかね、割と安い値段で。大学としても名前が通らなきゃいけないということで、非採算部門であってもそういうのをオープンしている。

それと、学生の就労支援のことなんですけど、各地にあるジョブカフェというようなね、ああいうところにもカウンセラーがいるんですけど、それはもちろん心理カウンセラーじゃなく就職カウンセラーなんですが、ただ、そこに毎週相談に来る人がすごく多いんですって。しかもなんですよ、そこは就職の相談なのに……。

岡崎：心の悩みだのアイデンティティの揺らぎみたいなので毎週来てしまう。

香山：そうそう。そういうリピーターの人たちのお世話でパンクしそうだと、各地のジョブカフェの人が言っています。運営し始めた厚労省では、全然こういうことを見込んでなかったけど、心理ユーザーの側は、どこかそういう無料のところを探し当てて行ったりするという。

岡崎：いろんな専門職、いろんな職域があるわけですけどね、お互いに自分の守備範囲というかストライクゾーンを明示するほうがいいと思いますね。それでも周辺のケースが結構来ちゃうので、それは仕方ないですから。

香山：そういう業界横断のネットワークって、なかなか作れないですよね。

岡崎：ただ、不十分であってもそういうネットワークを作らないと、お互いにいつまでも丸腰で何でもいらっしゃいという状況になりますから。広く括れば、よろず相談所的な似たような業界のように、はたから見れば見えるんだから。

「人権派」バッシング

香山：話は変わりますけども。この間、たまたま私がちょっと呼ばれて行った講演会を主催していた浄土宗のお寺のお坊さんが、平和を考える会みたいなものも主催をしていたんですよ。時々そういう会に行っても、キリスト教関係の方がそういう活動をしているというのはよくあるんですけど、仏教の僧侶がそういう活動をしているというのがちょっと珍しかったので、そのことをお話ししたら、実は、池田小学校事件の宅間元死刑囚が、執行された後、遺体を引き取って弔いをしたんですって、そこのお寺で。そういうことをやっている人権派お坊さんで。

岡崎：浄土宗？

香山：浄土宗。そしたら、その人はまだ若い僧侶なんですけど、地元ではね、マルクス坊主と呼ばれて、ちょっとね、そういう目で見られているというのが可笑しくって。

岡崎：はっはっは、マルクス坊主かあ……でも、凶悪事件の元死刑囚を弔うというのは、それは教義からすれば矛盾しないかもしれない。私はあまり仏教には詳しくないけど、「善人なおもて成仏す、ましてや悪人においておや……」って、あれは親鸞だから浄土真宗か。まあ、道を外した人をこそ救わなければならないということですよね、きっと。

香山：でも、今の日本では、お坊さんでももうちょっと現実的な人が多いですからね、こういう骨のある人というのは少ない。私が見る限りはね。

岡崎：そういう中では、香山さんのようにメディアで発言している精神科医などでも、いわゆる触法精神障害者であっても人権は大切であるという論調に対しては、非難の嵐がすごいでしょう？　いわゆる人権派バッシングというか。

香山：そうなんです。しかもその非難の形がホントに変わっていくんですよ。従来は、私がそういうつもりで言ったことでなくても、精神障害者の話をするだけでね、逆に精神障害者の人権をないがしろにしているという批判が結構あったんですよ。

岡崎：なるほど。

香山：患者を食い物にしているとかね。こっちはそういう意図はなかったのに、そういう批判もあったんですよね。それはそれで私ね、ああ気をつけなきゃなとか、あるいは表現をもっと慎重にしなきゃなというようなことで、むしろありがたい批判だったんですけど。ところが最近、そういう批判はパッタリとなくなったんですよ。逆に、今先生が言ったような人権派バッシングですね。あんたの家族が精神障害者に殺されても文句言わないんだなとか、人権、人権って被害者の人権はどうなるんだ、みたいなね。そういうのばっかりになりました。

岡崎：どこかで潮目が変わったという感じがありますか？

香山：すごくあります。しかも段々にではなくて、私の中では、非常にハッキリと九〇年代の半ばから終わりくらいかな。一連のオウム真理教の事件があったりして、一時ごちゃごちゃになって、あの後ぐらいですかね。それはね、何がきっかけかというのが、いろんな見方もあるわけですけども、ある経済学者は、八五年のいわゆるプラザ合意あたりから日本もグローバリゼーションの波にいやおうなしに巻き込まれることになった。それから変わったというんですね。結局、日本も世界の波について行かなきゃというふうに。いっぺんに「市場には国家さえ介入してはならない」という価値観が広がった。日本的な会社社会は、これこそ日本を時代遅れな国にしている元凶だとばかりに破棄されて、成果主義とか実力主義が急激に導入されました。

岡崎：いわゆる新自由主義的な方向性ね。

香山：そうです。そこが日本にとっても潮目だったという気もします。

岡崎：グローバルスタンダードという名のアメリカ化ね。

香山：それが九〇年代の終わりに完成した、ということです。

岡崎：日本における平和憲法批判とか人権主義批判というのも、やはりその辺が分水嶺になるんですかね。もうほとんどあれでしょう？　人権派の法律家ですとか精神科医ですとか、揶揄《やゆ》する言い方でしかないでしょう、最近は。

香山：そうなんです。ああこの人、人権派ね、みたいな。侮蔑すらなしでそんな言われ方なんです。ああ、また人権派かという感じで、弁護士だろうが精神科医だろうが、一括りで、それ以上何を言っても聞いてもらえないような雰囲気というのがありますね。

岡崎：歩く時代錯誤、シーラカンスみたいな？

香山：そうそう（笑）まさにそうですね。平和主義と人権派というのは、もう完全に時代遅れという扱いですね。

心神喪失／心神耗弱／刑法39条

岡崎：これを精神障害者の犯罪、触法行為の問題ということでいえば、刑法39条があるわけですよね。「心神喪失者の行為はこれを罰しない、心神耗弱者の行為はその刑を軽減する」とあるわけですけども、その条項すら要らないんじゃないかと本気で主張する言論人もいますよね。
香山：それと、少年法ですよね。
岡崎：そうそう、改正少年法ね。未成年者だって、極悪人は大人と一緒の処罰だろうという。それってどうなんでしょうかね。私はね、香山さんと同じ人権派ですけどね。
香山：少数派。
岡崎：その括りで言えば今や少数派で。
香山：精神科医というのがすでに少数派ですから（笑）。ちょっと確認しておくと、世の中の少数派というのと、精神科医業界の中の少数派というのと……。

岡崎：そうですね、そこはちょっと正確に言わないといけないかな。声を出す精神科医の中では、今や少数派ですね。心神喪失者等医療観察法のことで言えば、声を出さない多くの精神科医は、今でもどちらかというと反対でしょうね。だけど、積極的に発言するパワーのある精神科医の中では、これはもう避けられない制度だという人がジワジワと多くなってくる。そういうことで規定しなおせば、香山さんや私は、声を出す精神科医の中の少数派ということになるかもしれないですね。

私、思うんだけどね、触法精神障害者問題は、決して刑法39条自体の問題ではないと。刑法39条を運用するときの道具の性能の問題なわけですよ。例えば、司法手続きの中で重要な鍵を握る精神鑑定というものの信頼性が非常に揺らぎがちで、二回精神鑑定やれば全く違う結果が出てしまうことも稀でない。これはもう法曹関係者から見れば、というか市民社会から見れば精神医学とか精神科医の言うことなんて信用できないんじゃないかとなるわけですよね。だから、精神異常というだけで罪を問えないなんていう理屈こそが間違いの元だ、となる。

つまり、本当は刑法39条自体の問題じゃなくて、これを運用するためのツールの性能の問題なのに、声高の議論の中では、そこが簡単にすり替えられているんじゃないかと思うのね。

香山：だから、ものごとに白黒ハッキリつけるというかね。未成年だから適用するとか、障害を持っていて判断能力がどうだからとかいう、それぞれのケースに即して適用する法律を変えていくというやり方がまだるっこしいというかね、もう、わかりやすくひとつでいいじゃないかっていう。

岡崎：悪いものは悪いだろうというね。

香山：そうそう、そうです。ホントそうですね。

岡崎：悪いことしたヤツを裁くのがなぜ悪いという、感情的ではあるけれどもそれなりにまっとうな理屈をなかなか押し戻せなくなってきてるんですよね。少年法改正にしてもそうです。悪いことやるのに年が関係あるかと、そういう理屈ですね。それと同じで、精神障害だろうが何だろうが、人を殺したら悪いだろうと。

香山：その考え方の行き着くところ、裁判なんか必要ないくらいマニュアル化されてね、一人殺したらこれだけの量刑とか、二人殺したら死刑とか、何かすごいマニュアル化されて、法律のプロじゃなくても……。

岡崎：じゃなくても一定の結論が出るようにしたらいいという議論になっちゃうかもしれないね。データ入力すれば、刑期がちゃんと出てくるという、そういう時代を指向し始めているのかもしれませんね。

香山：そうですね。ただそれと同時に、いわゆる厳罰主義みたいなものも、九〇年代ぐらいから要因としてありますよね。

岡崎：ああ、おっしゃるとおりです。不寛容の傾向ね。でも一番大きいのは、白黒がもっと明確に分けられるやり方をよしとする、そういう思想でしょうね。郵政民営化イエスかノーか、改革推進か抵抗勢力か、そういうシンプルなわかりやすさに、みんなが魅せられるんですから。

だけど、刑法39条にこだわるとね、これに相当する条項って、いやしくも法治国家といっている国はどこでも持っているわけですよ。しかもこれは近代法ではなくて、西洋ではローマ法の昔から、日本でいえば養老律令の時代から、その基になるような考え方があるわけだから、いわば人類共通の叡智みたいなものですよ。それを簡単に、今の時代に合わないとか言っちゃあいけない。

香山：そうなんですよ。ただ、ハッキリ白黒つけろとか、日本的な情緒的で曖昧な解決はいけないという人は、例えばそれこそ死刑なんかは先進諸国では今やほとんどないということをどう考えるのか。回りをちょっとよく見れば、死刑制度を存続すべきだという声の方がずっと少数派で、それこそ世界の流れと違うんですよね。

心神喪失者等医療観察法のこと

岡崎：そういうことの底に何が流れているのか考えてみると、可知論というか、ある問題に対して人間の力で読み解くことができるという考え方が、最近ちょっと力があるんじゃないですか。逆に、あるところから先は人知を超えるというのが不可知論でしょ。一般の人だけでなく、裁判官にも精神科医にもわからない、はっきりわからないことは裁けないこととして残しておくしかない、そういう慎みが不可知論にはあると思うんだけども、逆にこの問題はわかるという前提で考える風潮が優勢なんじゃないかと。

だから、心神喪失者等医療観察法にしても、簡単に言うと、重大犯罪を引き起こしたけど心神喪失とかで無罪や不起訴になった人が、将来再び重大な犯罪に及ぶ可能性、つまり再犯の恐れがあるよということで予防拘禁して強制治療するという法律ですよ。で、その法律を成り立たせている前提というのは、そういう再犯の予測がある程度できると、科学的に満足できる蓋然性をもって予測ができるということで、この法律を作ったわけです。だけどそんな科学も医学もないわけですよ。そもそも立法の前提が崩れている。

香山：これまで歴史的に、精神障害者による大きな犯罪事件があるたびに似たような立法論議があったでしょう。そのたびに立ち消えてきた。それが今回はその聖域に入ったということですよね。やっぱり直接的なきっかけは、大阪池田小学校事件ですよね。二〇〇一年でしたか。9・11の前だったんですよね、確か。

岡崎：そうです。二〇〇一年の六月八日ですね。その少し後に9・11ですからね、あの年は大変な年でした。ああ、二一世紀というのは日本にとっても世界にとっても、というか人類にとって前途多難な時代なんだと思わせるに十分でしたね。

香山：池田小学校事件があって、そのあと心神喪失者等医療観察法案が具体的に浮上してきたのも、割とすぐだったですよね。

岡崎：すぐでしたね。当時の小泉首相が、これは新法制定を含む法整備で臨むべき重大な事態であるから急げと、関係省庁つまり法務省と厚生労働省に指示したわけです。サッとそこに踏み込んじゃったんです。歴代、大きな事件が起きたときにも、そういう踏み込み方をした首相というのはいなかったんですけどね。

香山：ちょっとは見直した方がいいかもしれませんねというような感想だけじゃなくて、指示まで。

岡崎：そう。踏み込んで指示をしましたね、具体的な検討に入れと。政治家として時をおかずに決断をする資質ということでは、見上げたものがありますけれどね。あれは大きかった。

しかも当時の小泉首相の支持率も絶大でしたからね。

香山：ああ、なるほどねえ。それが法案として作られていく過程では、それはもう一般の人のレベルでは口を挟めないものだった？

岡崎：そうですね。

香山：法務省と厚生労働省がその法案の検討に入ったということが、情報としては知らされるわけですか。

岡崎：そうです。だけど、実際に内容の全貌がわかるのは、政府が法案をポンと出してからですよ。こんなのが出たぞという感じですよね。だいたいこういう刑法に関連するような新法制定とかの場合は、法制審議会に諮問するのが常道なんだけど、今回はそれも平気でスキップしましたからね。で、法案が国会に上程されてから僕らもいろいろ勉強を始めたわけだけども、やっぱり過去何回も葬り去られた、いわゆる保安処分制度が少しだけ形を変えて現れたものだと、すぐわかりましたね。

過去に保安処分が立法化されなかった一番の根拠というのは、人間の再犯の可能性なんて、法学でも精神医学でもわからない。わからないことを根拠に予防拘禁とか強制治療するというのは非科学的な制度で、それを無理にやれば、長期に不当拘禁されるケースが免れないと。やれないことを法律にしちゃいけないっていう、それが一番大きな論点でした。

香山：その論点に関しては、これまで出てきたのと今回と、基本的には同じなんですか。

岡崎：基本的には同じです。ただ、政府としては、同じように出したら同じように潰されますから、今回は最初に出した法案を途中で一部変えましたよね。修正案を出してカモフラージュしにかかりました。

香山：どういうふうに修正したのですか。

岡崎：とかく批判の多い再犯予防という目的を表面上引っ込めて、この法律はあくまでも対象となった精神障害者の社会復帰を目的とした法律であるというふうに、カモフラージュしたんですよ。それで何となく国会議員たちも反対しにくくなりました。

香山：実際に国会で反対を表明する勢力というのは。

岡崎：民主党は最後まで反対してましたよね。共産党は絶対反対ではなかったです。しかも国会の論戦では、推進派よりも反対派の参考人とかの理屈の方が、公平に聞けばまさっているわけですよ。ところが時間切れ寸前の採決となったら、ヤジと怒号の中で可決成立ということでね。

香山：そこがすごく不思議で、国会の委員会の場ではね、反対の参考人に対して致命的な質問とか反論とか出なかったと聞いたんですよ。

岡崎：そう。逆に賛成派は、ほとんど論破されてましたよ。国会の議事録を振り返って見てもそうです。
香山：それなのに採決ではね、いわゆる出来レースというかね。
岡崎：そんな感じですよね。
香山：だから、国民的に議論が紛糾したりしてその結果というのであれば、何となく納得もできるんですけど。
岡崎：しかも、医療観察法案というのは、あの国会の最重要法案じゃないわけです。ほかにいろいろあって、それと抱き合わせみたいな形でしか扱われません。一部の人間の人権を大幅に制限するという、非常に重大な法律のはずなんですけれども、そういう扱いではありませんでしたね。
香山：精神科医療関係者とか当事者とか家族会とか、そちらの方の態度は。
岡崎：当事者の団体は、こぞって反対をしていました。少し複雑なのは精神障害者の家族会ですよね。家族会の全国組織が全家連（全国精神障害者家族会連合会）という団体ですけど、それがね、真っ向から反対という論調はとれなかった。やっぱり精神障害のある自分たちの家族と、重大犯罪に及ぶような精神障害者とは、区別してもらわなきゃ困るという雰囲気が、家族会の内部ではあったみたいです。全家連は最後まで絶対反対という声明は出さなかったです。

香山：法律家、例えば弁護士会は。

岡崎：日弁連は最後まで反対、今でも法の撤廃運動をしています。

香山：そのときに、私たち精神科医はどうだったかということですよね。何かまとまって行動するとかというのはあまり見えなかったように思いますが。

岡崎：そうなんですよ。日本精神神経学会では、国会審議課程で複数回、重大疑義表明を出しているんですよ。ただそれは、日本の精神科医たちがこぞって議論をした結果、その総意として疑義表明に至ったとは言いがたくて、学会の理事会とかの議論をもとにして、取りあえず学会理事長名で見解を出したということですよ。

香山：精神科医の業界でもかなり局所的な動きだったと。

岡崎：専門家集団としての議論は低調だったと言わざるを得ないですね。

香山：専門家ではない官僚主導で出してくる法案に対して、専門家集団である日本精神神経学会とかがもっと積極的に発言したりという雰囲気ではなかったんですか。

岡崎：今よりずっと情報のネットワークが乏しいライシャワー事件（一九六四年三月、ライシャワー駐日アメリカ大使が、統合失調症の少年に刺されて重傷を負った事件。これをきっかけに精神障害者に対する治安対策論争が沸騰し、当時の精神衛生法改正に影響を与えた）の時代の方が、精神科医同士の議論が全国的に盛り上がったわけですよ。しかも精神科医療従事者だけでなく国民的論争みたいになって、それで結果的に保安処分の制度化を水際でくい止めたようなところがあったのね。ところが、今みたいにインターネットとかでいくらでもおしゃべりできる時代の方が、逆に議論が低調でしたよね。本当の意味での世論形成ということが難しい時代なのかなと、つくづく思いましたね。

香山：一般のクリニックとかで仕事をしている精神科医にとっては、直接関わる可能性が少ない法律だとかね、そういうこともあるんでしょうか。

岡崎：あるでしょうね。司法精神医学という領域は、関与する精神科医がかなり限られてますから。かといって、一部の司法精神医学者が担っているかというとそうも言えなくて、日本では司法精神医学の専門家というのもすごく少ないわけですよ。普通に臨床やっていて、たまたま精神鑑定とか引き受けたら、続けて頼まれるようになって、そうするうちに制度自体に対しても意見を持つようになったという人が多いです。私なんかもそうです。

だけどね、もともと精神科医になるぐらいの人っていうのは、人の自由を制限することの意味とかについて身近に考える人種のはずなんですよ。今仕事をしているところが強制入院とか触法問題とかに関係するかしないかにかかわらず、もう少しオピニオンを持っていいかなと思いますけどね。

香山：それこそ、学会としてストライキみたいな抗議行動をするとか。

岡崎：精神保健指定医資格をみんなで返上するみたいな運動には、到底盛り上がらなかったですね。そのあたりのことは、去年、岡田靖雄先生っていう精神医療改革運動のリーダーで、もう七十幾つになられる、それこそ人権派の旗頭をずっとやってこられた先生と対談したときに、やっぱり嘆いておられましたけどね。精神科医の組織力が衰弱してしまったっていうことでね（『動き出した「医療観察法」を検証する』岡崎伸郎、高木俊介編、批評社刊所収）。

香山：それは恐らく精神科医の世界に限らず、今の大きな社会的な流れのように思えますけどね。

岡崎：ああ、そうなんでしょうね。細かく見ればいろいろありますよ。例えば、日本精神科病院協会（日精協：日本の民間精神科病院のほとんどが加盟する団体）が、法案審議過程のある時点で総論賛成に回った。あれで決定的に潮目が変わったんですよ。民間病院サイドにしてみれば、これまで重大犯罪ケースとかも措置入院という流れで自分たちのところにどんどん回って来て、それを一般の患者さんと同じ病棟・同じ治療環境で対応するのがすごく困難なんだと。本来そういう領域は公的病院の責任で、政策医療という形でやるべきであって、法制度もそれに合わせて整備すべきだと。そういう意見が以前から根強かったところに、池田小学校事件が起きて、医療観察法案が出ましたからね。この法律に対する淡い期待感みたいなものもあったんですよ。しかも国の説明では、司法精神医療の制度整備と一般精神科医療の底上げとは車の両輪の関係だから、前者だけでなく後者にも相当のテコ入れをしていくつもりだと。だから今回は前者にも協力して欲しいということで交渉したのね。それで、日精協としては、各論的にはいろいろあるけども総論賛成に舵を切った。政府与党サイドにとって、日精協の抱き込みに成功したというのが非常に大きかったです。でも、その底流には議論の低調というのがありました。

香山：メディアの取り上げ方も、すごく少なかったですよね。

岡崎：そうなんですよ、ホントに申し訳程度。新法制定のきっかけになった池田小学校事件の生存被害者支援がその後どうなったとか、あるいは被告の裁判経過とかは、非常に詳しく取り上げられる。あと、学校の建物がその後どうされるみたいなのも、繰り返し報道されたけど、あの事件の巨大な副産物としてできかけている医療観察法については、メディアの扱いはすごく小さかったです。

香山：これが施行されたのは二〇〇五年の七月ですね。一年以上経ったわけですが、運用の現状はどんなふうですか。

岡崎：現状は、いろんな段階いろんなレベルで破綻していると思っています、私は。

香山：今どのぐらい専用の病床があるんですか。

岡崎：この法律の対象となる人の数から計算して、七〇〇床くらい、病院数で二四カ所くらい必要だろうということになっていたんですが、今のところ(二〇〇七年前半現在)二〇〇床くらいです。病院数でいうと八カ所かな。新しい病院を作るんじゃなくて、現在ある病院に病棟を増築とか新築するというやり方ね。旧国立精神科病院で、今は独立行政法人〇〇病院となっているところだけです。国としては、今後すべての旧国立精神科病院に医療観察法病棟を整備してもまだ足りないので、都道府県立病院にも手を挙げてほしい、ところがそっちの方は全く進んでいません。

香山:最初のプランでは、ある程度の規模の病棟みたいな話だったんけど、それだと乗るところがなくて、どんどん規模も縮小したって話を聞きましたけど。

岡崎:そうなんですよ。当初、標準規格としていた三〇床だと手を挙げるところがないので、半分の一五床でもいいですと。しかも新築でなく既存の病棟の改築でいいです、みたいなことになってきて。当初はハコもマンパワーも充実した重装備の病棟で理想の医療をやるんだと、国は喧伝していたんですが、すごくトーンダウンしちゃった。

香山:法の成立はすんなりいっちゃったけれど、実際に施行されるとなると、すんなりはいかなかったわけですね。

岡崎:法成立のとき、精神科医の多くは沈黙してしまったけれども、でも本当はこんな制度うまくいくもんじゃないと思っている人が多いわけですよ。だから、専門病棟の整備も進まない、指定通院医療機関の指定も進まない。精神科医療業界全体として、強い抗議行動はできなかったものの、無言のうちにNOという意思表示をしているように思えてなりませんね。

香山：病棟建設予定地の地域住民からの反対も強かったと聞いていますが。

岡崎：非常に強いですね、今でも。もちろん予想されたことですが。

香山：国の制度として必要なことまではわかるけど、自分の住む地域にできるのは困るっていうことですよね。

岡崎：しかもね、事情が屈折しているのは、病院側の説明としては、この病棟は非常に安全な施設であって、しかも、対象になった精神障害者の社会復帰のための施設なんだというふうに言うわけですよ。ところが、この施設が安全だということを示すためには、塀がこんなに高いですよとか、最新鋭の監視カメラがついてますとか、出入り口のチェックが厳重ですとか、要するに保安施設としての高性能を誇示することでしかアピールできないわけでしょう。それをアピールすればするほど、精神科医療のダークな部分をクローズアップさせて、住民の偏見を助長することになってしまうんです。

香山：なるほどね。そこでの入院治療を終えて、地域に戻っている人もいるんですか。

岡崎：少しずつ出てきています。ただ、指定入院施設が全国ブロックごとに一カ所あるかないかですから、もともと住んでいた場所からすごく遠いところに入院しなきゃいけないわけですよ。例えば北海道で事件を起こした人が、岩手県にある花巻病院に入院するとか。あるいは関西の人が、地元が満床ってことで東京の武蔵病院に入院させられるとかね。そうなったら、入院中からもともと住んでいた地域に社会復帰することを見越したケースワークなんて、当初うたっていたけどできるわけないですよ。保護観察所が各県にあって、その社会復帰調整官という専門職が、それをやらなきゃならないことにはなっているんですがね。

香山：現実にはどうなっているんですか、そういう中でも何とか退院して、地元に帰っているんですか。

岡崎：帰り始めています。でも社会復帰調整官がちょっとやそっと努力しても、そう甘くないですよ。まず住むところの確保が難しいです。それと、退院したらこの法律の処遇が終わりというわけではなくて、引き続いて地元の指定通院医療施設に、まとまった期間通院しなさいという命令が出ることが多いです。強制的通院医療ですね。その間は、保護観察所の監視下に置かれます。監視という堅い言葉は避けられてますが、要するに監視、管理です。それで危険な症状の再発とかの心配がなくなったとなったら、やっとこの法律の処遇が終了ということですね。

それからね、これは国の誤算だったところだと思うんですけど、国としては、この法律を運用し始めれば、ほとんどの対象者が入院医療から始まるだろうと思っていたわけです。で、一年くらい入院して症状が落ち着いた人から少しずつ退院して地域に出てくるんだろうと。ところがフタを開けてみたら、「入院は要さず、しかれども通院は必要」という審判結果が三割近くも出てきたんですよ。いきなり地域での通院処遇ということね。こうなると、保護観察所としては、受け入れ態勢を整える時間がほとんどない、待ったなしですから、非常にバタバタするんですよ。

香山：ふーん、そうなんですか。

岡崎：もっとオヤッと思ったのは、「この法律による処遇を要さず」っていう審判結果も結構出てるんです。それが何を意味するかっていうと、ひとつには、予防拘禁法だとかいろいろ批判があって始まった制度ですからね、裁判官と一緒に審判に関わる精神科医たちも、何でもかんでも強制入院からというのではなくて、それなりに病状に応じた判断をしようと努力していることの現われだと思います。もうひとつは、審判の材料にするための精神鑑定を目的として三カ月くらい入院させるんですが、それは治療しながらの鑑定ですから、その間に病状が落ち着いちゃう人が多いんですね。だから、鑑定書ができて審判するころには、「通院の必要もなし」という状態のことが結構あるわけです。

香山：この法律の対象になる人というのは、刑法39条が適用されてというのが前提になるわけですよね。心神喪失とかで不起訴になるか、あるいは起訴されたけれども裁判で心神喪失を理由に無罪になるか。

岡崎：そうです。その時点から医療観察法の対象者ということになる。

香山：医療観察法がなかった時代だと、そういうケースはどうなっていたんですか。

岡崎：なかったときにも、もちろん刑法39条はあったわけです。それから精神保健福祉法もね。だから、心神喪失で不起訴とか無罪確定となったら、検察官が精神保健福祉法にもとづいて地元の都道府県（または政令市）に通報して、措置入院にしてくれといって引き渡すわけです。あとは地方自治体の責任でやって下さいと。措置入院の制度というのは、都道府県（政令市）の裁量なんですよ。

香山：その措置入院にもならずに放免という人もいたんですか。

岡崎：いましたね。そのあたりの判断基準が結構マチマチじゃないかというのが、措置入院制度の弱点で、とてもこんな制度だけに任せてはおけないとなってしまった。それで現在は、精神保健福祉法の措置入院制度と、医療観察法の二本立てになったわけです。いろんな触法行為のうち、重大六罪名に当たるケースだけは、新法で処遇することにしようと。具体的には、未遂も含む殺人と、放火、強盗、傷害、強姦、強制わいせつ、という六つです。

刑法事例の中で特定の触法行為だけを別の法律で対応しようというのが、すでに差別的であり、問題をややこしくするもとなんだよね。

もっとややこしいのは、重大六犯罪と言ったけど、殺人罪か否かっていうのはそれほど紛れがないですけれども、問題はね、傷害罪と、傷害罪まではいかない暴行罪っていうのは、区別が難しいんですよね。グレーゾーンが広いというか。それでもって、このケースを傷害罪で立件するか、それとも暴行罪で立件するかというのは、検察の胸先三寸です。そうするしかないいんだろうけども、その判断にかなりの幅が生じるわけ。そこが従来から、検察の「起訴便宜主義」といって問題視されているところなんです。起訴するかどうかも便宜主義だし、罪名を何にするかも便宜主義。その結果、傷害罪なら医療観察法の対象、暴行罪なら対象外と、運命が大きく分かれちゃうんですから。

香山：適正な運用なんて、考えただけで難しそうですね。

岡崎：でしょう？　だからその結果としてね、全国で見ると、奇妙なねじれ現象みたいなものが起きてるの。一方では、いざこざで擦り傷を負わせたくらいの事件で、傷害罪が適用されて医療観察法の対象になったと。一方では、もう少し重い傷を負わせたのに、暴行罪ということで精神保健福祉法に回されたというような。法の下の平等に抵触しますよ。

香山：今のところ、この法律というのは、誰のメリットに。

岡崎：誰のメリットにもなっていないと思います。もちろん一番は、対象となった人にとって全体的に見ればメリットがないじゃないかということ。あとこの法律は、それが可能かどうかの議論はともかく「再犯」を防ぐという意図の法律ですから、「初犯」は防ぎようがないですからね。これで街が安全、安心になるなんて、詭弁もいいところですよ。

香山：対象になった人が、手厚い治療を受けられるとかっていうところもあるんですか。

岡崎：入院に関してはね、新しく作った専門病棟は、これは手厚いですよ。スタッフの人員配置とかもすごく贅沢ですからね。そういうことだから、ただでさえ不十分な精神障害者支援のための国家予算のうち、かなりのパーセンテージを医療観察法関連で使っちゃうんですよ。こんな偏ったことをしていいのかという批判もあります。

香山：この法律がメリットがないだけじゃなくて、弊害の方が多い。しかも最初に危惧していたように、恣意的に運用されたりする可能性とかもまだあるんでしょうか。

岡崎：つまりね、医療観察法に立場上関与する人々はみんな、一生懸命誠実にやってると思いますよ。でも一生懸命にやってもボロボロな運用にしかならないってことが問題でね。

ある患者さんが、精神症状のために不幸にして殺人を犯しちゃった。だけど将来同じように精神症状に起因する重大犯罪を引き起こすかどうかなんて、誰にもわからないですよね。一方、今この精神状態の人を放免したら、今日明日ちょっと危ないかもしれない、殴る蹴る壊すとかするかもしれないという短期的判断ならギリギリのところでしなけりゃいけません。それが措置入院の必要性判断ということで、昔も今も精神保健指定医の業務と言うことでやっている。私も時々やらされます。だけど、中・長期的に危険かどうかなんてわかりませんよ。それは、精神障害じゃない一般の受刑者が、再犯に及ぶ人かどうか見分けることができないのと一緒です。不可知論の世界です。

香山：受刑者でもない一般の人だって、もしかしたら将来何するか、それはわからない。

岡崎：そういうことですよ。ぼくらだって、何カ月か何年後かどうなってるかわからない。そういう次元のものを予測できることを前提にして法律をつくっちゃったんですね。その結果、一番困るのはどういうことかというと、この人は危険があるということは、比較的言いやすいんです。ところが逆に、危険がなくなったと判断することは非常に難しいんですよ。

香山：ああ、そうですよね。危険がないとは言えない、というくらいが言いやすいところですよね。一％も危険がないとは言いにくい。

岡崎：絶対安全になりましたなんて、誰も言えませんね、どんな精神医学者でも法律家でも。ということは、危険がゼロになったとは言いにくいから、念のため期限一杯まで入院させておきましょうと。要するに、予防拘禁的運用に傾きますよ。この制度を一旦作ったら、そういうふうにしか運用できなくなる宿命なんです。

香山：入院期限というのがあるんですか。

岡崎：一応、標準入院期間が一年半。完備した専門病棟でインテンシヴな治療をやれば、どんな重症例でも一年半の中で見通しが立つだろうということです。そうやって一応の期限をつけているのだから、漫然とした予防拘禁にはなりえないという理屈ですね。

香山：今のところまだ一年半たってないから。

岡崎：そう。だから満期になる人はまだ出ていない。それとね、この法律ができるときに、これは心神喪失とか心神耗弱ということが問題になるような純然たる精神疾患を対象にするのであって、例えば、人格障害の要素が絡んでいるケースとかは対象外ですと、国は懸命に説明していました。人格障害は刑事責任能力あり、というのが刑事司法の原則ですからね。そうやって法律を成立させたんだけど、実際に施行されちゃうと、何らかの精神疾患の基盤に人格障害の傾向があるとかの、ややこしいケースが流れ込んできちゃうんです。精神症状のために犯罪が起きたんだか、人格の偏りがそうさせたのだかがよくわからない。またどこまでを治療範囲にしていいかの線引きができない。矯正施設ではなく、あくまでも治療施設ですからね。治療可能なものかどうかということが問われるわけですけども。人格障害といったって、ご存じのようにいろいろありますよね。治療の対象になるものもならないものもありますし、治療するとしても、強制医療には馴染まないと考えている人が多いですからね。

香山：今のところ法の対象者になった人で再犯を犯したという人は、まだない。

岡崎：私は聞いてないですね。だけど、不幸にして将来そういうケースが出るかもしれません。そうなったときの社会の反応が、とても怖いですよね。

もっともね、精神障害とか関係ない一般受刑者の出所後の再犯率というのが、とても高いんですよ。前科何犯とかいうくらいでね。それに比べたら精神障害者の再犯率は、データからみて全然高いとは言えません。

香山：じゃあね、この法律制定のきっかけになった池田小学校事件、仮定の話をしても仕方がないけど、この法律があれば、あるいは事件が防げたのかどうかというのは。

岡崎：防げませんよ。そもそも池田小学校事件の犯人は、結局、狭義の精神疾患でなくて、反社会的な人格障害ということで、刑事責任能力ありということになったわけですからね。最初から医療観察法の対象外ということですね。

香山：でも、あの事件の前に。

岡崎：そうそう、措置入院歴があったんですよね。そこがまた複雑なんだ。

香山：措置入院になったときのは、詐病じゃないかというので問題になりましたけどもね。

岡崎：つまり、将来あんな大事件を引き起こすような人を措置入院にしたのはいいが、簡単に出しちゃったのは何ごとかと。だから精神科医療はいい加減だというような批判でしたね。だけど、措置入院させたものの、反社会的な人格障害らしいということであれば、措置入院制度でいつまでも留め置くわけにもいかないですから、早晩退院してくるのは仕方のないことです。

あのね、措置入院の話になりましたけど、この制度ってのは、精神症状のために自傷または他害の恐れがある人を知事（政令市長）の命令で強制入院させるものですよね。ところがこの制度の運用が、全国的にすごくバラつきがあるんですよ。県によっては、一年以上措置入院している人がほとんどいないところもあれば、一方では、一〇年以上も措置入院している人をたくさん抱えているという県もある。これはとても全国一定の基準で運用されているとは思えないね。そういうデコボコをならしていく努力するのが先だと、私は思っているんです。措置入院の入口と出口の平準化ね。それだって簡単ではないけれど、そうやっていけば、医療観察法なんていう鬼っ子を刑事司法と精神科医療の間に割り込ませる必要がなかったのではないかと思うんですよ。

香山：管轄は厚生労働省？

岡崎：医療観察法は法務省と厚生労働省の共同管轄ですが、主導しているのは法務省ですね。

保護観察所も法務省の地方出先機関ですからね。一方、措置入院制度の方は、厚労省が目配りするけど、基本的には都道府県と政令市の管轄です。

香山：医療観察法で通院処遇になったときに、こういう人が地域にいますという情報公開とか、そういうのはまだないですか。

岡崎：性犯罪を繰り返す傾向のある人の情報を一定範囲で追いかけていくという制度が最近出てきて、これも賛否両論ありますけども、医療観察法には今のところそこまで露骨なのはないです。ないですが、重大犯罪を起こして不起訴とか無罪になった人が地域に住むようになるんですから、その地域の人々にも理解してもらわなければという話になるわけですよ。それと個人情報の保護とをどうやって両立させるのか。そのあたりをきちんと議論しなきゃいけなかったんですけど、詰めきらないままスタートしてしまいましたね。

香山：ということは、今は情報を公開してない。

岡崎：一般市民レベルにはね。ただ、対象者の支援に関わる立場の人が集まるケア会議というのを定期的にやって、その中での情報共有はされます。保護観察所が主催して、通院医療機関の主治医とか、地域の保健所の職員とか、精神保健福祉センターのスタッフとかが出ます。あと、家族が望めば家族も参加します。本人も出る権利があります。本当は、本人をサポートするためのキーパーソンになるような地域の一般人も参加してもらって、みんなで支えたらいいという話もあったんです。要するに、一般に障害者のケアマネジメントをやるときのケア会議みたいなのを想定したんですね。だけどちょっと待てよと。殺人歴がありますとか放火で逮捕歴がありますっていう、そういうのは最高度の個人情報なんだから、いくら近所のコンビニのご主人が善意で協力的だとしても、そうそう何でも情報共有というわけにはいかないだろうと。それで、医療・保健・福祉関係者と公務員中心になっています。職業的に守秘義務を課せられている人ということね。

しかしね、さっきも言ったけど、住む所を捜すの大変ですよ。社会復帰調整官が、アパートとか、あるいはグループホームでもいいですけどね、そういうところを捜すサポートをすることになっているんですけど、例えばですよ、民間アパートの大家さんのところに挨拶に行って、保護観察所社会復帰調整官っていうイカつい名刺を出さざるを得ないわけですよ。それって、重大犯罪歴のある精神障害者の担当ですけど、でも今は本人安定してますからそこを何とか、と言って部屋を捜すようなものですからね。甘くありませんよ。そういうイカつい制度にしちゃいけないんですよ。

香山：でも、それは言わなきゃいけないんですか。

岡崎：どこの誰か明かせないけどもよろしくっていうわけにはいかないでしょ。社会復帰調整官っていう役職の説明をまずせざるを得ないですからね。

香山：それを伺っていて思い出しましたけども、自分も、病床数のすごく多い昔からの精神科病院に勤めていたときに、患者さんの引き継ぎでね、前の先生の古いカルテ見たら、親を殺してたみたいな方がたまにいて、そのとき初めて知ってビックリすることがあったけど、今は別に全然問題なく他の患者さんと一緒にやってるとかね。

岡崎：古いカルテのドイツ語を翻訳してみたら、ありゃ、結構大それた事件起こしてる人だとか。

香山：そうそう。それでも普通に退院させたりとかしてきましたけどね。それがこの制度でとなると……。

岡崎：医療観察法の対象者ですということが、すでに重いレッテル張りになっちゃうんですよ。そういうレッテルは、目立たないような形になっていればこそ、何とか一般の病棟で、ほかの患者さんとも一緒にいられるようになってたわけでしょう。

香山：今考えたら、ほんとにスレスレじゃないかというくらい、普通にその患者さんを外出させて、近所の不動産屋とかに一緒に行ってね、今度よそから引っ越してくるからとか適当にウソついて契約にもっていったりして。

岡崎：方便ですよ、そういうの。正面作戦じゃ絶対に通用しない世界もあるんだから。

香山：曖昧な言い方で、ちょっと入院してたぐらいは言ったりもしたことありますけどね。でも、大家さんとかも、大人しい本人を見ればね、いいよって。古くて条件の悪いアパートなんかだと、逆に生活保護受給者の方が毎月家賃が確実に入るから、悪くないというところもあったんですよね。

岡崎：ああ、ありますねえ。そういうグレーな部分で何とかなっているんですよね、世の中は。で、そういうわけで正攻法しか使えない社会復帰調整官なんて、誰がやるんだろうとみんな言ってたんだけど、それなりに応募者はいましてね。精神保健福祉士の資格をもったケースワーカーさんですよね。批判の中で火中の栗を拾うくらいだから、みんな誠実で信念を持った人たちだと思います。でも信念とか努力だけでは仕事にならない世界だと思いますよ。

社会復帰調整官と、地方自治体の保健福祉従事者、例えば保健師やら精神保健福祉センター職員やらが連携しながら対象者を支えて下さいっていうわけですよ。だけど、地域保健福祉のスタンスというのは、再犯防止を一義的に考えるというのではないんですよ。あくまでも本人の同意に基づいた支援であるとか制度利用の勧奨です。しかし社会復帰調整官の場合は、やっぱり公安維持、再犯防止のための観察、監視というのがメインにあるんです。いくら社会復帰目的と言い繕っていてもね。だから、お互いにスタンスが相当違うんですよ。

香山：現実的なことで言えば、結局この法制度が施行されて、本当に犯罪が減るのかというね、そこが問題ですよ。莫大なお金をかけて、しかもデメリットがいろいろ出てきて、結局犯罪は減りませんでしたではね、何か笑えない話ですけど。

岡崎：本当に笑えない話ですよね。

香山：もしかしたら、人権とか自由を多少犠牲にしてでも、格段に安全な社会が実現したとかいうことであれば、百歩譲ってね、それは意義があったんじゃないかとかっていう議論も成立するかもしれないけど、それがないんだったら、本当に何のために大金を投じるんだと。世の中全部そうですけどね。今の街中の監視カメラでも何でも、それだけお金をかけてプライバシーとかを一部犠牲にして、本当に得るものがあるのかという問題ですけどね。いわゆるコストパフォーマンス、何をコストと考えるかわからないけど、そういう観点もありますよね。

岡崎：やり始めはいろいろバタつくけど、何年か回していけば、だんだんリファインされて少しずついい制度になっていくと主張する人もいますが、私はそういう性質のものではないと思っています。だから、対象になった人たちには申し訳ない言い方だけど、いわば敗戦処理の段階です。負け戦《いくさ》を何とか早く終わらせなければいけないという。

香山：そのあたりね、何か問題があると何か対策を講じなきゃ落ち着かないというか、そんな強迫的なものを感じますよね。よく引き合いに出されますけど、ロンドンとかで街に監視カメラをたくさんつけたら、逆に監視カメラのない地域での犯罪が増えてしまって、犯罪総数は変わらなかったんだとかね、そういう話もありますけどもね。

岡崎：だから、「如何ともし難い問題」っていうのが残ってしまうのが人間社会なんだということを、認めないといけないんじゃないのかなと思うんですよね。難問に立ち向かう努力は不断にしなければいけないけれども、対策を立てれば何でも解決するという考え方は傲慢ですよ。

香山：そう言っちゃあなんだけど、リスクがゼロの社会なんてありえないしね。ただ、そこを減らす努力を見せないといられないというか、特に政治家とかは、強迫的にそういうことをやってますよという姿勢を見せなきゃいけないんですね、やっぱり。

岡崎：だと思いますね。そもそもこの法律ができた背景としては、精神障害者による通り魔的な殺人事件で、全く無関係の市民が犠牲者になるのは許されないという市民感情があったわけでしょう。だけど、実際にこの法律の対象になるケースで圧倒的に多いのは、前からわかってはいたことだけども、家庭内の傷害事件とか殺人事件ですよ。被害者は大体、精神障害者の親御さんであるとか配偶者とかね。あるいは放火事件にしたって、全く無関係の家に妄想を抱いて火をつけちゃったなんていうことは、ごく稀です。ほとんどは自分の家ですよ。同じことなんですよね。家族の中に精神障害を持った人がいて、本人も家族も長い間すごく苦悩する中でいろんな葛藤が起きて、ときには深刻な憎しみも生じて、それで凶行に及んでしまうという。あるいは、住み慣れた自宅に火をつけてしまうというのだって、自殺の代償行為みたいな場合がありますからね。自暴自棄で自分の否定ですよ。いずれにしても悲劇ですが、身内とか身内に近い存在が被害者あるいは破壊の対象というのが多いんです。いわゆる通り魔殺人みたいなのは、よくよくレアケースです。そういう現実をね、もう少し一般市民にデータとして説明して、冷静に考えてもらう必要があったんじゃないかと。

香山：ただね、それは客観的データだけで済む問題じゃないでしょう、たぶん。かなり感情的なものが大きくて。それこそ精神障害者の犯罪率とかそういうデータをいろいろ示してもね、なるほどそれはわかったけど、しかしっていう感じで。

岡崎：精神障害者の再犯率が一般の受刑者に比べて高いとはいえないというようなことも、新聞には時々出してもらったけど、やっぱり大きくは取り上げてもらえませんでしたよ。もう少し大きい見出しになるぐらいでないとインパクトがなかったなと。

香山：というかね、データではそうかもしれないけど、でもねっていう感じになっちゃうんですよ。むしろね、さっきもこんな話になりましたけど、こんな損得勘定の時代だから、皆さんの税金がこれぐらい投入されてるのに、実は効果はほとんどないのですとかアピールする方がね、こんなお金の時代ですからね。

岡崎：なるほどね、最終的にはそういうエコノミックなデータが説得力あるんでしょうね。

香山：そうなんですよ。お得じゃないですよというような言い方が、むしろ効果的なんじゃないかなとかって、このごろ思うんですけどもね。税金の無駄遣いとかっていう言葉にはすごく反応しますからね。

岡崎：法の施行前と後で精神障害者が重大犯罪の再犯に及ぶ件数がどうだったかということを示して、同時に……。

香山：しかも皆さんの税金が一部のことにこんなに使われてますとかね、そういうことでもないと、なかなか。

岡崎：私ね、立場としては一応公務員ですから、法律を遵守する立場というか、システムを支えなきゃいけない立場なんです。だけどこの問題は反対の旗を振らざるを得ないですよ。

香山：よくこういうときに言われるのは、確かに被害者の人権があまりに軽視されていたとかそういう議論ね。それは確かにあるかもしれないですよね。

岡崎：だから、どっちも尊重すればいいんですよ。人権って本来、平等なんだから。

香山：それがね、被害者の人権を守ろうという話になると、一方で加害者の人権とどっちをとるんだみたいな極端な感じになって。それは被害者支援の活動にちょっと関わっている方も言ってました。被害者支援の活動は、それは本当に大切なことで、必要だし、理解できるんだけれども、もう一方を理解しにくい感じになるという。

岡崎：一方を軽んじているわけではなくとも、どうしてもね。

香山：被害者の人権も大事なんだから、加害者側もってなるのが当然なような気がするけど、どうしてもならない。

アンバランスな社会

岡崎：何で一方に偏っちゃうんだろうね。

香山：必ず善対悪というか、そういうふうになっちゃう。

岡崎：声が大きくなるにつれて、そういう単純な構造になっちゃう。

香山：やっぱり白黒つけるというか、小泉さんの郵政民営化イエスかノーか、みたいな。

岡崎：そうそう。そもそも医療観察法について言えばね、これがイエスかノーかという命題だと見るのはよくないんですよ。そうじゃなくて、ほころびだらけの今の措置入院制度とか精神鑑定の運用を何とか繕うことで凌いでいくしかないんだということなんですよ。カッコ悪いというか、ウケないグレーなやり方ですけどね。

香山：精神鑑定の運用っていうことですけども、私はほとんど関わったことがないですけど、かなり問題が多いんですか。

岡崎：多いです、ホントに。私は幸か不幸か、ときどき精神鑑定を頼まれるんだけど、これはね、やればやるほど白黒つけがたい仕事です。裁判官とか検事が白黒つけられないから、せめて精神医学の専門家の意見を参考にしようという制度なので、仕方がなくて引き受けるんだけど、精神科医にだってわからないことの方が多いわけですよ。

刑事責任能力の判定って、基本的には三分法ですよね。心神喪失相当か、心神耗弱相当か、そこまでもいかないかの三分法。この境目が本当にわからないですよ。特に、心神耗弱とそこまでいかないものとの境界というのは、さっぱりわからない。もともと人間の精神状態なんて連続的なのに、そこに無理矢理線引きするわけですから。

香山：そうですよね。

岡崎：心神喪失というのは、非常に重度の精神障害で、判断能力とか判断に従って行動する能力とかが完全に失われている状態です。これは責任無能力ということで、無罪とか不起訴です。心神耗弱は、そういう能力が完全に失われているとはいえないけれどもかなり深刻に障害されている状態。これだと限定責任能力で、減刑の対象となります。それ以外のものは、多少精神症状があっても完全有責ということです。

一般に誤解されやすいのは、心神耗弱だか知らんが精神疾患というだけで罪を問わないというのはけしからん、とか言われますが、正しい法解釈ではそうはなってないです。かなりの判断力の障害がないと、心神耗弱にすらなりません。そのあたりはね、もう少し一般の方々にも知ってもらった方がいいと思いますね。だから例えば、統合失調症で入院歴ありというだけで心神喪失とか心神耗弱とかいうのではなくて、あくまでも事件を起こしたときにどういう状態だったかで判断するということですね。統合失調症の人だって、症状が落ち着いているいわゆる寛解状態で、地域で普通に生活している中で何かやったときには、普通に刑事責任を問われますよということです。そういう事情にもっと目を向けてほしい気がしますね。

香山：『かくして犯罪者は野に放たれる』、あれを書いたジャーナリストの日垣隆さんは、ご自身もご家族が事件の被害者になった経験を持つ、という方で、「加害者だけが手厚く保護されるのはおかしいじゃないか」と言いたくなる気持ちは、感情的にはわかるのですが……。

岡崎：刑法39条に対しても批判的な方ですね。

香山：私たちが駆け出しのころ、処遇困難患者の専門病棟を公立で新設すべきだという議論があって。

岡崎：そうそう、そうでした。

香山：当時、単科の精神科病院に勤めていたんですけどね、あのときにすごく紛糾して、処遇困難患者のリストを挙げろとかいうから、病棟の現場の方では、あの人とあの人だね、とかリストアップしかかって、でもそのあとで、特定の人たちを名指しで浮かび上がらせるいうこと自体が差別的だという論調になって、なるほどと思って。

岡崎：処遇困難って言ったって、要するに治療する側の未熟の問題を患者になすりつけているだけじゃないかという批判が起きたわけですよ。

香山：あのときに、あれは警察署からだったか、その患者名簿を焼き捨てろという指示が来たんですよ。痕跡も残しちゃいけないと。とにかく焼却しろというので、徹底してるなと思いましたよ。

岡崎：かなり政治的な対応ですけどね。でも処遇困難患者という概念そのものが、それだけ根本的なところで批判されたということです。

香山：処遇困難病棟で治療したことがあるということが、一生ついて回るわけですからね、退院したあとも。そういうリストに名前を挙げるということも、ある種のレッテル張りだということで、あそこまで徹底したんでしょうね。

岡崎：複雑なのはね、いわゆる処遇困難ケースって言われている人は、重大触法歴のあるケースとは、一部はオーバーラップしてるかも知らんけど、かなり違うのよ。それをごっちゃにして論じられることがあるので、要注意なんですよね。

香山：ああ、そうか、そうか。

岡崎：例えば統合失調症の急性期で興奮状態のときに、親をナイフで刺しちゃったとかという人はね、スタンダードな治療をすれば治りのいい人が多いですよね。

香山：ああ、そうですね。

岡崎：ですから、今回できた医療観察法の専門病棟だってね、要入院の審判を受けて次々に入院して来るじゃない。私、その病棟の責任者の先生と意見交換したことがあるけど、「受け入れる人は、ほとんど治りかけの人ばっかりだよ。だから正直言って、入院処遇じゃなくて通院処遇から始めてもいいような人もたくさんいる」って率直におっしゃるんです。「だけど、すぐに元の地域に帰せないいろんな事情があって、仕方がないから入院から始めざるを得ないんだ」って。でもさ、それって我々精神科医が自戒を込めてよく言う「社会的入院」ってことじゃない。ほんとうは通院でやれるのに、地域の受け皿が整わないから入院って、そりゃあ「社会的入院」の定義そのものですよ。こんな鳴り物入りで莫大な予算を投じて画期的な制度を作ったみたいに言っているけど、内実は、日本の精神科医療の構造的問題である社会的入院問題すら超えられないんだって、つくづく思いましたね。

香山：それがほんとにすんなり、具体的に考えればいろんな問題も出るというのは明らかなのに、すんなり成立してしまったということが非常に問題ですよね。

岡崎：もう少しわかりやすい言葉で、小泉さんの発言ほどクリアでわかりやすくなくともね、もう少しわかりやすい言葉で、そういうふうな問題を社会に提示できていれば、少しは違ったのかな……。

香山：ただね、精神障害と犯罪のこととか、刑事責任能力判断のこととかって、どうしたってわかりにくいじゃないですか。精神疾患が完全に治ったわけじゃない寛解状態っていう概念ひとつにしたって、すごくわかりにくい。

岡崎：まったくです。ビミョーな問題ばかりで。

香山：あるかないか、イエスかノーかとかね、そういう問題じゃないじゃないですか。例えば私ね、患者さんが職場に復職するときにね、ある役所から、治癒したという診断書が必要だと言われたんですよ。でも治癒とは書きにくい。完全寛解となら書けるけどね。治癒というのは、多くの慢性精神疾患については私たちは使わないですよね。でもそれでは職場復帰は認められない、治癒したと書いてくれないとダメですと。

岡崎：どこかで完全のお墨付きを求めるんですよ。再犯の予測だって同じことです。

香山：そうですよね。こっちとしては、患者さんのメリットのために、エイって書くこともありますけどもね。

岡崎：一抹の不安があっても、エイってお墨付きみたいなのを書きますよね。

香山：治癒って書いて、あとで再発しちゃったら、また新たに病気になったということにしようかとかって悪知恵を働かせたりするんですけど、向こうが完全のお墨付きを求めるのも、便宜的に言っているのかもしれないけど、とにかく曖昧さを排除しようとするっていう傾向ね。

岡崎：そうですね。社会全体に寛容度が減ったと言われているけど、曖昧さに関する寛容度がまず減ったね。それが、すべてのことを曖昧でなくやれるんだという驕《おご》りにつながらなければいいなと懸念しますね。

香山：曖昧さを忌避するその一方で、さっき話したスピリチュアルなものへの急激な傾倒みたいな風潮もあって、目に見えない世界はやっぱりあるとかね、魂ってあるよねみたいな。

岡崎：そういう意味では、すごくアンバランスな状況ですよね。

香山：そういう説明しがたい世界というのが、求められているとは思うんですよ。それなのに、現実の社会の制度の中では、そういった曖昧さを排除したり、正しいか正しくないかの二分法みたいな議論でしか進まないというのは、非常に歪んだ状況というかね。

岡崎：まことにアンバランスですね。

香山：解離性人格障害は現代社会への適応なので、治療の必要性はない、という意見もありますが、今のところ精神科医は、そういう患者さんを見たときには人格を統合する方向に導こうとしています。社会もそれと同じで、とりあえずアンバランスな状況があれば、なんとか矛盾を解消し、バランスのよい社会を目指すべき、という基本は今も変わっていないのではないでしょうか。その社会の統合のためにも私たち精神科医が一役買えるのではないか、というのが、これからの私の課題なのですが、それって職権濫用でしょうか。私はそうではない、と信じているのですが。

岡崎：同感ですね。そう言われて思ったけど、精神医学とか精神科医療って、異常と正常のグレーゾーン、治療対象とそうでないもののグレーゾーン、完治と治ってないの間というように、曖昧部分でもっているようなところがありますよね。だから、極端に走らない社会のほうが住みやすいのだという主張にとっては、案外よいモデルになるかもしれませんよ。

あとがき

精神医学やメンタルヘルスの世界を素材にしたライト&ヘヴィな内容、というのがこの対談企画のねらいであった。どの程度うまくいっただろうか。最後までお付き合いいただいた読者は、話題のライトで派手な部分を香山リカ、ヘヴィで地味な部分を岡崎伸郎(という名も知らぬ公務員の精神科医)が役割分担しているというわけではないことが、お分かりいただけると思う。バラエティ番組にも出演する香山女史は、決してライトなタレントではなく、現代を代表する〝反ネオリベ〟のヘヴィな論客である。

でも、私が香山女史と対談してみたいと思ったのは、彼女が売れっ子のタレントだからでも、屈指の論客だからでもなく(もちろんそういうファクターもあるけれど)、何よりも精神科医としての臨床感覚に共通するものを感じたからだ。それを一言で言えば、バランスや中庸を重んじようとする姿勢、ということになるかもしれない。そして、対談前のその直感は間違っていなかったので、私のほうは勝手に満ち足りている。

香山さんとは、何度も飲んだ、音楽談義もやった、女子プロレスのリングサイドにも連れて行ってもらった……さて、次回はどんなテーマで語り合おうか、と考え始めている。

最後に、二人の遅れがちな共同作業を辛抱強く見守り、暖かく励まして下さった批評社のスタッフのみなさんに、心から感謝を申し上げます。

二〇〇七年四月三日

岡崎伸郎

著者略歴

香山リカ［かやま・りか］

1960年、北海道札幌市生まれ。精神科医。東京医科大学卒業、北海道大学医学部付属病院で研修を受ける。神戸芸術工科大学助教授などを経て、現在は帝塚山学院大学の教授。近書に『いまどきの「常識」』（岩波新書）、『貧乏クジ世代――この時代に生まれて損をした!?』（PHP新書）、『テレビの罠』（筑摩書房）、『14歳の心理学』（中経出版）、『NANA恋愛勝利学』（集英社）、『多重化するリアル』（筑摩書房）、『スピリチュアルにハマる人、ハマらない人』（幻冬舎）、『仕事中だけ《うつ》になる人たち』（講談社）、『頭がよくなる立体思考法』（WAVE出版）、『「悩み」の正体』岩波新書）ほか、共単著多数。

岡崎伸郎［おかざき・のぶお］

1958年、仙台市に生まれる。精神科医。東北大学医学部卒業。小高赤坂病院診療部長、東北大学附属病院精神科病棟医長を経て、2000年から仙台市精神保健福祉総合センター所長。（社）日本精神神経学会理事、日本精神病理・精神療法学会評議員、日本精神科救急学会評議員、全国精神医療審査会連絡協議会理事など公職多数。著書に『動き出した「医療観察法」を検証する』、『「障害者自立支援法」時代を生き抜くために』、『メンタルヘルスはどこへ行くのか』（以上編著、批評社）、『精神分裂病――臨床と病理1・2』（分担執筆、人文書院）など。訳書に『米国精神医学会治療ガイドライン　コンペンディアム』（分担訳、医学書院）など。

Psycho Critique――サイコ・クリティーク1

精神科医の本音トークがきける本

――うつ病の拡散から司法精神医学の課題まで

2007年4月25日　初版第1刷発行

著者――――香山リカ＋岡崎伸郎

制作――――字打屋［西沢章司］

デザイン――臼井新太郎

発行所―――図書出版（有）批評社

〒113-0033　東京都文京区本郷1-28-36　鳳明ビル1階

TEL.03-3813-6344　FAX.03-3813-8990

e-mail book@hihyosya.co.jp

http://www.hihyosya.co.jp

郵便振替：00180-2-84363

印刷所―――富士リプロ（株）

製本所―――（株）越後堂製本

ISBN978-4-8265-0461-4 C3047